A Monsieur le docteur
Cadet de Gassicourt
membre de l'Académie de médecine
Hommage respectueux.

L'ATAXIE DES TABÉTIQUES

ET

SON TRAITEMENT

L'ATAXIE DES TABÉTIQUES

ET

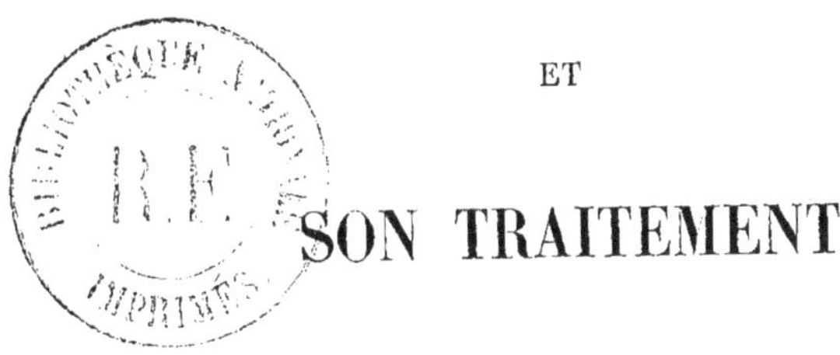

SON TRAITEMENT

PAR LE DOCTEUR

André RICHE

ANCIEN INTERNE DES HOPITAUX DE PARIS
MONITEUR DES TRAVAUX PRATIQUES D'ANATOMIE PATHOLOGIQUE A LA FACULTÉ

Avec neuf planches et cinq figures

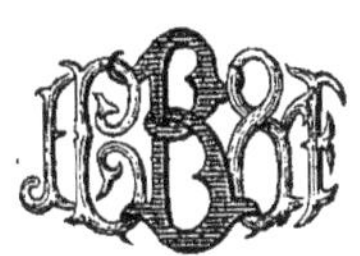

PARIS
LIBRAIRIE J.-B. BAILLIÈRE ET FILS
19, RUE HAUTEFEUILLE, PRÈS DU BOULEVARD SAINT-GERMAIN

—

1899

TABLE DES MATIÈRES

L'ATAXIE DES TABÉTIQUES

ET

SON TRAITEMENT

Je tiens, au début de ce travail, à remercier M. le professeur Raymond d'avoir bien voulu me recevoir comme interne, me prodiguer ses conseils, mettre à ma disposition les grandes ressources de son service, où j'ai puisé les éléments de cette thèse, dont il m'a fait l'honneur d'accepter la présidence.

Hanot avait dirigé mes premières études de médecine ; il m'est profondément pénible de ne pouvoir évoquer que sa mémoire, je le fais avec le plus profond respect.

Je suis heureux d'adresser l'expression de ma très vive reconnaissance aux maîtres qui m'ont accueilli dans leur service d'hôpital :

MM. Fournier, Gérard Marchant pendant le stage ;

MM, Duguet, Le Dentu, pendant l'externat ;

MM. Hutinel, Félizet, Brault, qui m'a ouvert son laboratoire de la Faculté, Charrin, Gilles de la Tourette pendant l'internat.

Je veux exprimer aussi ma bien sincère gratitude à MM. Letulle, Gombault, Roux, Suchard, pour leurs excellentes leçons.

Que M. E. Ricklin reçoive tous mes remerciements pour l'aide qu'il m'a donnée dans les recherches bibliographiques.

CHAPITRE PREMIER

De la coordination motrice. De l'incoordination des tabétiques

I. — DE LA COORDINATION MOTRICE

L'ataxie est un trouble des mouvements, caractérisé par une altération plus ou moins profonde de la coordination motrice, contrastant avec l'intégrité de la force dynamométrique des muscles.

Pour bien se rendre compte de ce qu'est l'incoordination motrice, il est nécessaire de préciser en quoi consiste la coordination des mouvements.

Cette question a été parfaitement élucidée à plusieurs reprises dans les leçons de M. le professeur Raymond, nous y faisons les plus larges emprunts.

Dans l'état physiologique, tout mouvement volontaire est un acte complexe, jamais on ne voit se produire les contractions musculaires isolées que nous sommes maîtres de provoquer sous l'influence d'une excitation artificielle.

Le mouvement le plus simple en apparence, comme celui de fléchir un doigt, est le résultat de la contraction simultanée de deux ordres de muscles agissant en sens contraire : les uns, les fléchisseurs pour produire le mouvement de flexion, les autres, les extenseurs, pour le modérer. C'est cette simultanéité d'action des muscles antagonistes, appelée synergie musculaire, qui fait l'harmonie des mouvements.

Étudions, par exemple, ce qui se passe dans l'acte de la préhension ; il peut être décomposé en une série de mouvements élémentaires : le bras étant appliqué le long du tronc en demi-flexion, on constate successivement un mouvement d'abduction par lequel le bras s'écarte du tronc et s'élève, un mouvement d'extension de l'avant-bras sur le bras, un autre d'extension de la main sur l'avant-bras, etc.

Chacun en particulier est la résultante de l'action synergique d'un certain nombre de muscles, appelés à remplir un même mouvement simple : flexion, extension, pronation, supination, leur contraction étant sous la dépendance d'un même nerf, dont les fibres émanent d'un centre spinal, lequel est relié à un centre cortical correspondant, situé dans la zone psychomotrice de l'écorce cérébrale.

Cette harmonie entre certains muscles, qui se traduit par la contraction simultanée de ceux-ci, est désignée couramment sous le nom d'*association*.

L'association est une aptitude congénitale, car nous la possédons en naissant ; l'enfant qui vient de naître exécute des mouvements de cette nature sans que sa volonté, c'est-à-dire son encéphale, intervienne en aucune façon. On sait en effet qu'à la naissance le faisceau pyramidal qui fait communiquer les centres corticaux des mouvements volontaires avec les centres spinaux n'est pas encore en état de fonctionner, les fibres de ce faisceau n'étant pas encore garnies de leurs gaines de myéline.

Dans l'exemple précédent, cette association se manifeste de la façon suivante :

Le premier temps — abduction du bras, — pour s'exécuter régulièrement, doit s'effectuer sans saccades, c'est-à-dire d'une façon en quelque sorte continue, sans brusquerie, avec une vitesse moyenne; il ne doit pas non plus dépasser une certaine étendue.

Ces mêmes qualités devront être réalisées dans les autres mouvements élémentaires qui, par leur enchaînement, constituent le mouvement composé.

Pour que ces mouvements aient lieu normalement, il faut un jeu régulier des muscles antagonistes ; ainsi l'avant-bras ne s'étendra d'une façon continue sur le bras que si, d'une part, les extenseurs se contractent et, d'autre part, si les muscles antagonistes, les fléchisseurs, se relâchent graduellement.

Pour que la main, parvenue au contact d'un objet, saisisse celui-ci, il faut que les doigts se contractent et que cette contraction opérée par le jeu des fléchisseurs soit proportionnée au poids et au volume de l'objet. Dans tous ces mouvements, aux différents temps de l'acte de la préhension, les divers muscles qui composent un même groupe, innervés par un même nerf, un même centre spinal et un même centre cortical n'ont cessé de se contracter synergiquement; en d'autres termes, l'*association* des muscles d'un même groupe n'a pas cessé d'exister, mais de plus ces muscles, associés à la production d'un mouvement simple, se sont contractés modérément avec l'énergie suffisante et dans le temps voulu, par suite de la distribution régulière de l'influx nerveux que déchargent sur les muscles les centres corticaux de la volonté : *le mouvement a été coordonné.*

Cette fonction de coordination ne s'établit que plus tard; une fois terminé le développement du faisceau pyramidal, l'enfant apprend à coordonner, c'est-à-dire que sa volonté intervient pour assigner aux mouvements un but déterminé. Pour atteindre ce but, il faut imprimer aux mouvements simples certaines qualités, il faut combiner convenablement ces mouvements simples en des mouvements plus ou moins complexes. Pour cela, le concours, c'est-à-dire l'association de la conscience et de la volonté, est indispensable (1).

A côté des mouvements dont nous venons de donner un exemple, il y en a d'autres dans la production desquels la volonté semble n'avoir aucune part.

Ces mouvements, dits automatiques, ne sont en réalité, que le résultat de l'exercice et de l'habitude; mais avant d'arriver à ce que cet automatisme existe il faut apprendre à exécuter ces mouvements et l'on n'y parvient qu'après un apprentissage long et pénible, qui exige de même l'intervention incessante de la conscience et de la volonté.

En effet, soit un mouvement exécuté par nous ou devant nous au moment de cet apprentissage ; il donne lieu à une sensation, à une impression qui se transmet à l'esprit : la connaissance que l'esprit a de lui-même nous permet d'apprécier sa nature, ses qualités propres; de déterminer s'il est le même que tout autre produit antérieurement ou s'il en est différent.

(1) Il faut entendre ici le mot conscience dans le sens philosophique, phychologique: c'est-à-dire *la connaissance que l'esprit a de lui-même.*

Intervient alors la volonté qui, se réglant sur les instructions de la conscience, exécute ce mouvement.

Au début, ce travail double, successif, de la conscience et de la volonté est nécessaire pour l'exécution du mouvement avec sa nature spéciale, ses qualités déterminées ; bientôt sa répétition ne réclamera plus une intervention aussi active de la conscience et de la volonté ; plus tard, elle n'aura plus besoin d'être continue, incessante ; un moment arrivera où le mouvement se reproduira sans le concours apparent de la conscience et de la volonté sous la réserve qu'il s'accomplisse dans les mêmes conditions; alors l'automatisme sera réalisé.

Au fur et à mesure que cette éducation se développe, s'étend, se complète, la coordination s'établit ; elle est donc le fruit de l'éducation.

Ainsi, pendant la période d'éducation, à certaines sensations perçues nous nous efforçons de répondre par des incitations motrices, destinées à faire contracter un groupe déterminé de muscles, et en même temps nous nous exerçons à adapter à un but voulu les qualités des mouvements produits.

Une fois l'habitude contractée de répondre à certaines sensations par certains mouvements, nous avons acquis la faculté de les effectuer automatiquement.

2. — DE L'INCOORDINATION TABÉTIQUE

Le manque de synergie des muscles se manifeste chez les ataxiques, dans les mouvements automatiques — station, locomotion, etc., — comme dans les mouvements voulus, préhension, écriture, etc.

Dans la station, alors que le sujet conserve la situation

où il est placé à l'aide d'un ensemble de mouvements automatiques, il peut exister un désordre spécial dans l'harmonie des contractions; ainsi les yeux fermés, la station debout est impossible si le désordre est intense; avec des troubles de faible énergie, il existe une certaine incertitude de la station, se manifestant par le déplacement continuel des membres inférieurs, plus ou moins écartés, lequel est accompagné d'oscillations du tronc: c'est ce qu'on nomme l'*ataxie statique*. Ces oscillations, surtout si l'on fait rapprocher les pieds du malade, d'abord petites, deviennent progressivement plus étendues jusqu'à rendre la station impossible ou même amener la chute signe de ROMBERG).

Dans le décubitus, le malade ne peut atteindre avec le pied un but déterminé, il le dépasse, revient en deçà, s'écarte en dehors ou en dedans; la jambe s'élève par oscillations successives et ne peut se maintenir immobile à un endroit déterminé.

On a vu même la station assise sans appui devenir impossible. Le malade doit se servir de ses bras comme arcs-boutants quand ceux-ci ne sont pas attaqués, sinon le corps est agité de contractions brusques, irrégulières, provoquées par des efforts d'équilibration qui peuvent jeter le malade en bas de son siège.

Quand l'ataxique se lève, surtout après être resté quelque temps assis, il éprouve de la raideur dans les membres et de la difficulté pour se lever ; plus tard, il se lève tout d'une pièce, comme un ressort, et risque d'être précipité en avant ou de retomber en arrière. Il éprouve les mêmes difficultés pour reprendre la position assise, il tombe plutôt qu'il ne s'assied.

La marche dans l'ataxie présente des caractères différents suivant les malades, tout en se conformant, dans les divers cas, à des règles uniformes.

Au début les troubles de la locomotion sont très faibles, le malade marche, court, saute ; il faut aller à la recherche de ces troubles et, pour cela, employer quelques-uns des exercices qu'a indiqués Fournier pour dépister l'incoordination. On fait marcher le malade au commandement ; étant assis, il éprouve une certaine hésitation, une fois levé, à se mettre en mouvement. Après quelques instants de marche, si on lui demande de s'arrêter, on observe souvent quelque incorrection, telle qu'une oscillation du tronc en avant, l'avancement d'un des pieds, le rejet du tronc en arrière. Les troubles sont plus manifestes si, le malade étant en marche, on lui fait exécuter subitement un mouvement de volte-face.

Si on l'oblige à descendre un escalier, il éprouve de la gêne, une crainte, même quand il trouve une rampe pour s'appuyer ; si on lui demande de soulever un pied, aussitôt il oscille et il tomberait s'il ne prenait pas sur ce pied un appui supplémentaire.

Les troubles s'établissent progressivement ; bientôt la démarche devient titubante, manque d'assurance et de fermeté, le malade festonne, et écarte les jambes pour se donner une plus large base de sustentation.

Généralement, le pied se détache du sol, difficilement, avec effort, la cuisse se fléchit sur le bassin, la jambe sur la cuisse d'une façon brusque, et le pied est lancé plus ou moins directement en avant par l'extension de la jambe sur la cuisse. Il retombe ensuite brusquement sur le sol, le frappant fortement, souvent à plat, le plus ordinairement avec le talon, d'une façon hâtive comme si le malade craignait de le manquer ; il talonne (piétinement des auteurs allemands).

La révolution de la surface plantaire se fait pour ainsi dire en deux temps séparés, dont le premier est toujours plus accentué que le second, au lieu de la succession régulière des phénomènes du déroulement du pied.

M. Gilles de la Tourette a donné dans sa thèse (1), au moyen du procédé connu sous le nom de *procédé des empreintes*, les caractères suivants de l'ataxie :

La longueur du pas est toujours diminuée et cela progressivement depuis le moment où l'affection a touché les membres inférieurs jusqu'au jour où le malade doit rester confiné au lit.

La base de sustentation devient plus considérable ; on note une grande ouverture de l'angle que forment les pieds avec la directrice.

Le pied est lancé en dehors et en avant avec force, sans augmenter la longueur du pas, car, arrivé au bout de sa projection, il revient en arrière et retombe pesamment sur le sol par le talon, en un point moins éloigné du pied à l'appui que la limite extrême qu'il avait atteinte.

Les traces du talon deviennent souvent doubles de même que l'ovoïde antérieur ; ce phénomène se produit à l'instant où le pied qui va osciller commence ou achève sa révolution et où le corps ne repose plus que sur l'un ou l'autre ovoïde.

Ce fait provient de ce que l'ataxique, au moment où il projette le membre actif, ne trouve pas dans le membre

(1) Gilles de la Tourette. *Etude clinique et physiologique sur la marche.* 1886.

posé l'appui suffisant pour porter le corps en avant et suivre la progression du membre lancé. Chez lui fait défaut l'équilibre que nous maintenons dans la station verticale par suite d'une série de très légers déplacements alternatifs des pieds sur place destinés à maintenir toujours le corps dans l'axe de gravité.

Souvent, alors que le talon est doublement tracé, les orteils laissent à peine leur empreinte.

M. Gilles de la Tourette explique ce fait de la façon suivante : « lorsque l'incoordination est très prononcée, le talon vient à peine de se lever que déjà le pied est projeté en avant, et c'est à peine s'il s'est appuyé sur l'ovoïde antérieur. L'empreinte des orteils qui, dans ce cas, ne servent plus de soutien sera donc toujours moins marquée que dans la marche normale, quand toutefois elle le sera. »

Chez tous les malades que nous avons examinés dans la marche, les orteils sont habituellement relevés, le pied repose sur le talon principalement et les malades oscillent généralement sur ce point d'appui. De même, dans la marche, très souvent le talon ayant frappé le sol en premier lieu, le pied éprouve quelques oscillations latérales avant de s'abaisser. L'ovoïde antérieur s'appuie en second lieu, mais ordinairement les orteils restent en extension très prononcée sans s'appuyer sur le sol.

D'après les recherches de M. Gilles de la Tourette, la marche de l'ataxique est généralement rectiligne; ce qui paraît étonnant quand on songe à la difficulté qu'il a de conserver son équilibre. Ce fait se comprend cependant, car tous les efforts sont dirigés vers la conservation de cet équilibre et ceux-ci sont très considérables puisque la longueur du pas, l'écartement latéral et l'angle d'ouverture s'en trouvent si profondément altérés.

Plus tard les jambes sont projetées dans tous les sens et de la façon la plus désordonnée ; elles s'enchevêtrent et la marche devient impossible ; si l'on soutient le malade sous les bras, les jambes sont semblables à celles d'un pantin.

Plus tard encore, les malades ont une véritable « folie musculaire ». Ils se voient contraints à ne plus quitter le lit, dans l'impossibilité où ils sont de marcher même avec un aide, de se tenir debout et même d'être assis.

Ce type habituel de la marche est quelquefois plus ou moins modifié.

Certains malades marchent à petits pas, d'autres produisent avec les pieds des mouvements de circumduction ; il en est qui plient à peine les genoux, d'autres enfin fléchissent constamment et brusquement (*giving way of the legs*).

Le contrôle de la vue est ici, comme pour la station debout, d'un précieux concours pour régulariser les mouvements; l'ataxique marche en regardant ses pieds; si on les lui cache, il risque de tomber, c'est souvent à la tombée de la nuit que certains malades s'aperçoivent d'une gêne dans leurs mouvements.

La marche à reculons est rapidement impossible aux ataxiques.

Aux membres supérieurs, ce sont d'abord les mouvements délicats, qui sont troublés. L'ataxique ne peut se livrer à aucun travail exigeant quelque précision, comme de ramasser un objet de petites dimensions, de boutonner ses vêtements, de porter les aliments à la bouche, de toucher un point déterminé de son corps, de mettre l'un au bout de l'autre les deux index.

Le mode de préhension présente des caractères tout à

fait particuliers décrits par Charcot. La main est ouverte toute grande, le pouce écarté des doigts; elle s'avance à distance de l'objet, se balance en quelque sorte au-dessus de lui (plane), puis s'abat rapidement, le saisissant avec une exagération manifeste des mouvements nécessaires, comme si celui-ci voulait fuir.

Les phénomènes ataxiques prennent habituellement plus d'ampleur dans les mouvements commandés quand le malade s'applique ou quand on le surveille.

L'écriture, quand elle est encore possible, est aussi profondément troublée que la préhension. Le malade déchire le papier avec sa plume,aussi ne peut-il bientôt plus écrire qu'avec un crayon. Les lettres ne suivent pas une ligne horizontale, elles sont de grandeurs inégales, de types différents, les inclinaisons et les intervalles varient; quelquefois deux lettres voisines se croisent et s'enchevêtrent; individuellement les lettres sont formées par des combinaisons de lignes droites et de lignes de rondes, hachées et saccadées, comparables aux caractères tracés par l'enfant qui apprend à coordonner les mouvements de l'écriture.

Nous venons de voir les troubles ataxiques dans leur évolution; celle-ci est habituellement lente, la maladie ne rétrocède jamais.

L'ataxie peut se montrer uniquement aux membres supérieurs et y rester cantonnée plus ou moins longtemps, comme dans une des observations que nous rapportons (observ. VIII, p. 82).

Le plus habituellement, c'est aux membres inférieurs qu'elle commence et se limite, ne s'étendant que progressivement et lentement aux membres supérieurs quand elle les atteint.

Chez certains tabétiques, l'ataxie est à peine sensible ; chez d'autres, le trouble des mouvements reste indéfiniment stationnaire, n'empêchant guère le malade de marcher ; il en est qui versent très rapidement dans l'incoordination motrice, quelques-uns même arrivent presque d'emblée à la période d'impotence. D'après M. Raymond (1), chez les premiers, l'hérédité nerveuse est très peu marquée ; chez les derniers, l'hérédité est très lourde, ou bien d'autres facteurs héréditaires ou personnels interviennent, comme l'alcoolisme, le diabète, la goutte, etc.

Contrairement à ce que nous avons vu dans la coordination motrice, l'incoordination est le fait de la non-réalisation des qualités requises pour l'exécution normale des mouvements.

Chez les tabétiques, l'incoordination se trahit par des mouvements irréguliers, analogues à ceux que l'homme produit en projetant le bras en l'air ; le mouvement est désordonné et pèche par excès de vitesse ou d'étendue. Les muscles qui concourent à l'exécution de ce mouvement se sont contractés trop brusquement et trop énergiquement.

Dans l'acte de saisir un objet, tel qu'un verre, le mouvement, au lieu d'être continu, s'opère par saccades, par oscillations, par secousses alternatives de flexion et d'extension ; et, avant d'atteindre le verre, la main est projetée un certain nombre de fois en deçà et au delà. Dans l'extension de l'avant-bras sur le bras, le relâchement des fléchisseurs est interrompu par des contractions brusques auxquelles répondent des contractions des extenseurs.

(1) Raymond, *Evolution générale du tabes*, Cliniques 1897.

Dans l'acte de saisir le verre, les doigts se contractent d'une façon convulsive comme pour le broyer; ce mouvement diffère ainsi du mouvement normal par un excès d'énergie et de vitesse dans la contraction des fléchisseurs des doigts. Le verre, une fois saisi, n'est pas amené à la bouche d'une façon continue, la main exécute de nouveau des allées et des venues par suite de contractions alternatives des fléchisseurs et desextenseurs de l'avant-bras; il arrive même que, par une contraction subite de ces derniers, la main s'écarte de la bouche et que le contenu du verre soit projeté au loin.

Pendant la station debout, les oscillations sont causées par le défaut d'harmonie des muscles antagonistes moteurs du tronc et des membres inférieurs. On constate en effet qu'elles sont produites par des contractions irrégulières sous l'influence des efforts que fait le malade pour se maintenir dans la ligne de gravité; ces petits spasmes sont très visibles dans la station debout, les membres nus.

Pendant la marche, l'harmonie ne règne plus dans les associations modératives et collatérales; le pas n'est plus mesuré, le membre dévie en dehors ou en dedans, et, dépassant le but, retombe lourdement, avec bruit, sur le sol.

Ainsi, chez l'ataxique nous voyons que, si l'association des muscles d'un même groupe n'a pas cessé d'exister, cependant, ces muscles, associés à la production d'un même mouvement, se sont contractés trop vite, trop énergiquement, trop longtemps, ou trop tôt par suite d'une distribution défectueuse de l'influx nerveux que déchargent sur les muscles les centres corticaux de la volonté.

Quelle est la cause de cette distribution régulière ou irrégulière de l'influx nerveux?

La pathogénie de l'incoordination motrice est un des chapitres les plus riches de l'étude du tabes ; on trouvera l'analyse de toutes les théories invoquées dans l'ouvrage de M. le professeur RAYMOND (1). Elles ont tiré leur origine successivement des différentes lésions constatées ou même présumées du système nerveux, sensitif et moteur : terminaisons sensitives, nerfs périphériques, ganglions spinaux, centres et cordons médullaires, encéphale. Les uns subordonnent l'ataxie aux troubles de la sensibilité, les autres les relient à une lésion des conducteurs centrifuges; il en est qui rattachent l'ataxie à une altération de l'appareil central de la coordination. Or, les phénomènes dont dépend la coordination des mouvements sont, en réalité, de nature complexe ; l'exécution d'un mouvement commandé par la volonté en vue d'un but à atteindre suppose *d'abord* acquises à la conscience :

1° La position exacte de l'objet, ou du but à atteindre ; celle-ci nous est fournie par la vue dans les circonstances ordinaires, par le toucher si la vue fait défaut ;

2° La notion de la position occupée par le membre à mouvoir et celle de relâchement ou de contraction des muscles de ce membre (ce que DUCHENNE appelait la condition des muscles). C'est sur cette double notion préalable que la volonté, éclairée par la conscience, se base pour imprimer au membre à mouvoir une direction convenable ; pendant que le mouvement s'exécute et alors que les rapports respectifs de l'objet à atteindre et du membre en mouvement se modifient, la conscience, par les sensations profondes, est renseignée constamment sur

(1) RAYMOND, *Maladies du système nerveux, scléroses systématisées de la moelle*. 1894, p. 122.

les positions occupées par les différents segments du membre en train de se mouvoir.

C'est ce que VULPIAN a exprimé de la façon suivante :

« L'intensité volontaire ne peut se porter avec précision sur les groupes musculaires, destinés à accomplir tel ou tel mouvement qu'à la condition que les régions de l'encéphale d'où émane cette incitation soient en possession bien nette de la notion de position de la partie à mouvoir et qu'elles puissent juger de la direction prise par cette partie pendant que le mouvement s'exécute. »

Il faut *ensuite* que les renseignements fournis à la conscience par la vue, par le toucher, par le sens musculaire, soient élaborés d'une façon convenable par les centres, dits de coordination, c'est-à-dire que la conscience traduise fidèlement à la volonté les renseignements qui lui viennent de la périphérie.

Ces opérations ont leur siège dans l'encéphale. Les centres corticaux jouent un rôle important dans l'exercice de la coordination des mouvements volontaires; en effet l'éducation de ceux-ci est basée sur les notions qui nous viennent du monde extérieur et c'est par la voie de notre écorce cérébrale que nous communiquons avec lui, c'est par elle que nous sommes en mesure d'influencer les diverses parties de notre corps ; elle est apte à nous faire acquérir de l'instruction et quand quelqu'un apprend à jouer du piano, ce ne sont pas ses doigts qu'il exerce en réalité, mais une certaine partie de l'écorce centrale; la preuve en est fournie par ce fait qu'à la suite d'une lésion corticale une personne peut perdre une aptitude ou une connaissance acquise précédemment, alors que les mouvements de ses membres et les autres aptitudes intellectuelles restent intacts. L'écorce cérébrale est l'organe dans lequel s'élaborent les sensations que nous transmettent les différents appareils sensoriaux.

Ces conditions remplies, la volonté est à même de régler les décharges successives de l'influx nerveux, de telle sorte que les groupes de muscles auxquels elles sont destinées se contractent avec une vitesse, une durée et une énergie convenables.

Dans les mouvements automatiques, la volonté et la conscience doivent, comme dans les mouvements intentionnels, s'associer pendant la durée de l'éducation. Une fois l'habitude contractée de répondre à certaines sensations par certains mouvements, nous avons acquis la faculté d'opérer cette réponse automatiquement après l'intervention de notre volonté qui met nos membres en mouvement et adapte à la nature de l'acte moteur les qualités des mouvements en voie d'exécution.

Tant que cet acte s'accomplit dans des conditions identiques, les mouvements, une fois commandés et réglés par la volonté, peuvent bien s'accomplir automatiquement ; mais si les conditions changent, le désordre se manifeste sous la forme de l'incoordination, à moins que la conscience et la volonté n'interviennent de nouveau pour adapter les qualités des mouvements partiels aux conditions nouvelles de l'acte moteur.

De ces différents phénomènes qui président à la coordination une partie seulement est susceptible, pour le médecin, d'un contrôle objectif : ce sont les troubles de la sensibilité, c'est sur les images que nous avons acquises par l'intermédiaire de celle-ci que nous nous basons pour nous adapter aux conditions sans cesse changeantes du monde extérieur; c'est de ces troubles que nous allons nous occuper maintenant.

CHAPITRE II

Troubles objectifs de la sensibilité ; considérations générales, difficultés de cette étude. Troubles de la sensibilité superficielle Troubles de la sensibilité profonde

1. — TROUBLES OBJECTIFS DE LA SENSIBILITÉ. DIFFICULTÉS DE CETTE ÉTUDE

Le polymorphisme des troubles de la sensibilité dans le tabes est aujourd'hui de notoriété vulgaire. C'est une maladie qui touche à la plupart des organes : de là cette multiplicité des symptômes, qui est un des traits caractéristiques de la maladie.

En ce qui concerne notamment les troubles de la sensibilité, ils se manifestent sous les aspects les plus variés : douleurs constrictives en ceinture, bracelets, brodequins, douleurs fulgurantes, lancinantes ; crises viscéralgiques à siège extrêmement varié : gastriques, hépatalgiques, entéralgiques, rénales, vésicales, uréthrales.

Quant on consulte la plupart des traités classiques (1), il semble qu'il n'y ait plus rien à dire sur la nature, les caractères, la répartition des troubles objectifs — anesthé-

(1) CHARCOT, BOUCHARD, BRISSAUD, *Traité de médecine*, t. VI, 1894. — DEBOVE et ACHARD, *Manuel de médecine*, t. III, 1894. — PIERRE MARIE, *Leçons sur les maladies de la moëlle*, 1892.

sie, hyperesthésie, — qu'on rencontre dans les cas de tabes. La vérité est celle-ci : on sait que dans le tabes l'anesthésie tactile, l'analgésie, la thermanesthésie, le ralentissement de la perception et ses perversions sont très fréquents, mais on est encore très mal éclairé sur le point de savoir à quelle période de la maladie ces troubles se montrent, sur les sièges d'élection de ces mêmes troubles, sur leur mode de distribution et de circonscription.

On sait aujourd'hui distinguer, suivant leur origine, les anesthésies en rapport avec une lésion des nerfs périphériques, radiculaire, intra-spinale, cérébrale, et même corticale ; or jusqu'ici on ne s'est guère préoccupé de rechercher jusqu'à quel point les caractères des anesthésies tabétiques concordent avec ceux qui sont attribués aux anesthésies d'origine périphérique, radiculaire, intraspinale, cérébrale, corticale.

Nous avons précisément voulu concourir à élucider ces différents points en apportant un contingent de recherches personnelles. Sans avoir la prétention de mettre la dernière main à un chapitre jusqu'ici encombré par les assertions les plus contradictoires, nous avons du moins l'espoir de contribuer à établir sur des preuves positives certaines notions, qui attribuent aux anesthésies et hyperesthésies du tabes des caractères tout à fait particuliers.

Avant d'exposer nos recherches, il y a lieu de faire ressortir les difficultés auxquelles se heurte l'étude des troubles de sensibilité dans la clinique du tabes et de faire l'historique des travaux qui ont eu pour objet cette étude.

Même chez un sujet qui réalise un état normal, l'étude

de la sensibilité superficielle expose à des erreurs; celle-ci est plus ou moins exagérée suivant les régions; en une même région elle peut être émoussée ou rendue plus exquise par la fatigue cérébrale qu'engendre un examen prolongé ou par une sorte de surexcitation locale qu'entraînent des irritations répétées.

Ce qui a lieu dans l'état normal se produit encore plus facilement chez les tabétiques, catégorie de malades essentiellement suggestionnables qui présentent des troubles de la conscience beaucoup plus souvent qu'on ne se le figure en général; chez eux, on voit disparaître des anesthésies circonscrites sous l'influence d'excitations tant soit peu vives (1).

Le caractère changeant des troubles de la sensibilité dans le tabes doit donc nous faire pressentir des résultats contradictoires qu'on obtient au commencement, dans le cours, à la fin d'un examen un peu prolongé; il nous suffira de dire que l'observation de la sensibilité chez un tabétique embrasse une durée de huit heures pour faire comprendre la difficulté de ce genre de recherches et le peu de valeur qu'il convient d'attribuer à des examens sommaires.

La difficulté que présente un examen sérieux de la sensibilité n'avait pas échappé à Topinard (2). « Lorsque l'anesthésie est absolue ou peu s'en faut, rien de plus simple à constater; mais lorsqu'elle est légère, il est utile

(1) Il y a probablement lieu de rattacher à la même cause les différents phénomènes étudiés par M. P. Marie dans ses leçons : la métamorphose des sensations, la contradiction dans les localisations, le rappel des sensations, les troubles dans le nombre des perceptions par rapport à celui des excitations qui se manifestent sous les formes de tétanos sensitif, de polyesthésies, de summation des excitations, d'épuisement aux excitations.

(2) Topinard, *De l'ataxie locomotrice*, p. 185, 1864.

de multiplier les épreuves et d'avoir égard aux nuances les plus délicates. Un examen chez un ataxique pour être complet doit porter sur les quatre membres, le tronc, la face et en plusieurs endroits de ces régions, qui habituellement sont très inégalement et différemment affectées. La piqûre avec une épingle très aiguë, le pincement avec les ongles, avec une pince à artères, l'arrachement des poils, le chatouillement, les attouchements successifs avec des étoffes, des objets divers, un ou plusieurs doigts, l'application sur la peau de corps froids, d'une baguette de verre plus ou moins chauffée à la flamme d'une lampe, du pinceau électrique, seront successivement mis en usage.

« La montre à la main, on s'appliquera à reconnaître s'il y a instantanéité entre l'impression et la sensation ou quel est l'intervalle en secondes.

« Lorsque les modifications de la sensibilité sont difficiles à saisir, on doit procéder par comparaison entre deux points symétriques; et, bien entendu, de crainte de subterfuge, le malade devra avoir les yeux fermés. »

Nous avons, dans nos examens, suivi ces principes avec le plus grand soin.

Les modifications de la sensibilité thermique ont été recherchées au moyen du thermo-esthésiomètre de M. Gilles de la Tourette, dont on trouvera la description et l'usage dans le livre de Bloch et Onanoff (1). La sensibilité à la douleur a été décélée au moyen d'une épingle à pointe acérée pour éviter la confusion avec la sensation de tact.

(1) Bloch et Onanoff, *Séméiologie des maladies nerveuses*, 1892.

Celle-ci a été éprouvée au moyen d'un tampon de ouate monté sur un long manche, suffisamment épais pour que l'extrémité de celui-ci ne soit pas perçue. Cet appareil, tenu entre l'index et le médius, doit entrer en contact avec la peau par son seul poids; on évite par ces moyens les erreurs dues aux sensations thermiques que donnent souvent les esthésiomètres et les doigts, et aux impressions de chatouillement que produit l'inégalité des poils d'un pinceau.

Topinard mettait en garde contre ces examens défectueux :

« Il est des causes d'erreur que nous allons signaler. Les ataxiques, en général, conservent jusqu'au dernier moment la sensibilité à la température. Or si, dans ces conditions, on vient à toucher la peau avec un corps quelconque, le doigt, une écuelle d'étain, dont la température est un peu plus élevée ou un peu plus basse que les téguments de l'individu, celui-ci répond qu'il sent très bien et devine même l'objet. Si l'on ne va pas plus loin, on écrira, et bien à tort, qu'il n'a pas d'anesthésie. »

Pour la recherche du degré de l'anesthésie profonde, la difficulté n'est pas moins grande que pour l'étude de la sensibilité superficielle. La suppléance des sensibilités des différentes parties qui constituent nos membres est une cause d'erreur. Le malade, par des phénomènes d'éducation, sur lesquels nous insisterons longuement plus loin, supplée à l'anesthésie articulaire par la sensibilité osseuse, par la sensibilité musculaire : aussi la sensibilité profonde doit-elle être recherchée avec finesse dans les mouvements déliés accomplis lentement pour éviter les chocs osseux, les distensions tégumentaires brusques et les sensations que fournissent les muscles en se contractant; il faut, autant que possible, obtenir du malade un relâche ment complet.

2. — TROUBLES DE LA SENSIBILITÉ SUPERFICIELLE

Voyons maintenant les principaux résultats énoncés par les auteurs qui ont porté leur attention sur ce chapitre de l'histoire du tabes.

Topinard (1) reconnaît, avec Landry, qu'il faut distinguer, outre les sensibilités dites de tact et de douleur, reconnues par Beau, un troisième mode : la sensibilité à la température.

Lorsque les troubles n'atteignent qu'un ou deux de ces trois modes de sensibilité ou qu'ils sont légers, il est quelquefois difficile de les reconnaître; un examen chez un ataxique, pour être complet, doit porter sur les quatre membres, le tronc et la face, et en plusieurs endroits de ces régions, qui habituellement sont très inégalement et différemment affectées.

La sensibilité à la douleur est la première atteinte, elle peut être abolie sur tout un membre, mais souvent elle ne l'est que par régions, par places; quelquefois elle n'est que diminuée.

Le sens du tact est habituellement altéré en même temps, il peut même l'être isolément.

La sensibilité à la chaleur est la dernière qui soit frappée; on voit fréquemment des malades, insensibles à la douleur et au toucher, ayant perdu tout sens musculaire de-

(1) Topinard, *De l'ataxie locomotrice, et en particulier de l'ataxie locomotrice progressive.* J.-B. Baillière, 1864.

puis des mois, n'avoir conservé, pour leur révéler l'existence de leurs jambes, que les sensations de chaleur et de froid : dans ces cas, la maladie est ancienne, et elle est accompagnée de phénomènes exagérés d'incoordination.

Topinard appelle aussi l'attention sur ce point que les modes de sensibilité ne sont pas seulement abolis ou amoindris, mais que souvent ils sont plus ou moins pervertis. Il mentionne enfin le retard dans la transmission.

Topinard a donc surtout constaté le phénomène de la dissociation de la sensibilité, et insisté sur l'importance de ce fait dans les manifestations du tabes.

Duchenne (de Boulogne) (1), s'est exprimé en termes on ne peut plus laconiques sur le compte de l'anesthésie et de l'analgésie qu'on observe au cours du *tabes dorsalis*. Dans la troisième édition de son traité *De l'électrisation localisée*, paru en 1872, il ne consacre que quelques lignes à ces manifestations sensitives du tabes. Il considère comme appartenant à la seconde période de la maladie l'abolition ou perte de la sensibilité tactile et douloureuse, anesthésie et analgésie. « La sensibilité des pieds et des mains, dit-il, est, en général, plus ou moins diminuée dès l'apparition des troubles de la coordination des mouvements, surtout aux faces plantaires et palmaires. »

Il ajoutait cette remarque :

« A la peau, la sensibilité tactile et la sensibilité douloureuse sont quelquefois lésées simultanément ; mais plus souvent la sensibilité douloureuse est intacte, ou peu alté-

(1) Duchenne (de Boulogne). *De l'électrisation localisée.* 1872.

rée. La sensibilité à la température est la dernière affectée ; j'ai rencontré des individus chez lesquels elle était normale, bien qu'ils fussent complètement analgésiques et anesthésiques. »

Duchenne a observé, comme Cruveilhier, le ralentissement de la perception sensitive et, comme Topinard, la dissociation de la sensibilité. « Assez souvent, écrit Duchenne, les sensations artificiellement produites arrivent lentement des extrémités inférieures au *sensorium commune.* »

A ce propos, il citait le cas d'un malade qui ne sentait la douleur que neuf ou dix secondes après le pincement de la peau, ou la faradisation cutanée.

En ce qui concerne la topographie de ces mêmes troubles objectifs de la sensibilité, Duchenne se bornait à dire ceci :

« L'anesthésie et l'analgésie qui règnent aux faces plantaires et palmaires s'étendent ordinairement du pied à la cuisse et de la main au bras, quelquefois même à d'autres régions du tronc, mais à un degré moindre. »

Nos connaissances des troubles objectifs de la sensibilité superficielle dans le tabes étaient donc à l'état rudimentaire il y a un quart de siècle.

A quelques années de là, le professeur Erb, dans son *Traité des maladies de la moelle*, en 1878, présentait les choses sous un tout autre jour.

« L'anesthésie cutanée fait partie des manifestations les plus régulières et elle est de celles qui ont été étudiées le plus minutieusement, eu égard à ses rapports avec les théories de l'ataxie.

« Innombrables sont les éventualités relatives au développement, à l'intensité et à la répartition de ces troubles! Presque chaque cas se comporte différemment à cet égard.

« Souvent les malades ne savent rien par eux-mêmes de l'anesthésie qui leur est révélée par un examen objectif, mais plus souvent encore ils sont orientés vers cette anesthésie par différentes constatations qu'ils ont été à même de faire. Ils n'ont plus distinctement la sensation du sol, les objets qu'ils touchent leur paraissent couverts de velours, ils n'apprécient plus exactement la température d'un bain de pied, ils ne sont plus capables de maintenir de petits objets dans la main lorsqu'ils détournent les yeux, ils ne peuvent plus se boutonner, faire le nœud de leur cravate sans se regarder dans une glace, ils ne sont plus maîtres des mouvements de leur main introduite dans leur poche, etc. S'agit-il d'un degré plus avancé d'anesthésie, alors les malades seront au plus haut degré dans le doute sur la position de leurs jambes dans l'obscurité. On est obligé de serrer vigoureusement les parties anesthésiées avant de provoquer les sensations; toutefois, un examen objectif seul peut donner une représentation minutieuse de la modalité et du degré d'anesthésie.

« Quelquefois on ne constate que des troubles insignifiants et très circonscrits, particulièrement aux orteils, à la plante et à la face dorsale des pieds, de telle sorte que l'examen le plus minutieux peut seul les mettre en évidence. Toutefois, le plus souvent on constate sans peine et d'une façon très nette un émoussement appréciable de la sensibilité atteignant son maximum aux pieds et aux jambes; assez souvent il empiète sur les cuisses, le tronc, les membres supérieurs.

« Les degrés extrêmes de l'anesthésie cutanée, tels qu'on les rencontre dans les cas de myélite transverse, de compression lente de la moelle, s'observent rarement dans les cas de tabès ; ils constituent des exceptions, même aux périodes les plus avancées de la maladie. A la période initiale, il est de règle que, pendant des années, l'anesthésie cutanée se maintienne à un faible degré. Par contre, un examen minutieux fait découvrir très souvent, surtout dans les périodes avancées de la maladie, l'existence d'anesthésies partielles.

« Cela entraînerait trop loin de décrire toutes les modalités possibles de ces troubles si intéressants ; presque chaque cas se comporte différemment à cet égard.

« Qu'il suffise de dire que toutes les combinaisons possibles de paralysies partielles de la sensibilité peuvent être observées à l'occasion ; le tabes offre bien le champ d'observation le plus riche pour ce genre de troubles ! Peut-être l'analgésie survient-elle avec le maximum de fréquence : perte de la perception douloureuse avec conservation de la sensibilité tactile ; l'inverse n'est pas rare : conservation et même exagération de la perception douloureuse avec émoussement de la sensibilité tactile ; des paralysies partielles de la sensibilité tactile peuvent se combiner avec l'analgésie, l'hyperesthésie et l'hyperesthésie thermique, etc... D'après TOPINARD, la sensibilité thermique demeure intacte pendant fort longtemps, dans beaucoup de cas. Bref, les différents cas de tabes réalisent un polymorphisme inépuisable de phénomènes de ce genre. »

Ainsi ERB insiste sur le *caractère dissocié* et le *polymorphisme* des troubles objectifs de la sensibilité dans le tabes.

Un troisième caractère, la *distribution segmentaire géométrique* de ces troubles, a été mis en évidence par les recherches de ces dernières années qui, à côté de résultats contradictoires sur beaucoup de points de détail, ont donné lieu à des constatations communes.

Un des premiers, P. Oulmont s'est occupé du mode de répartition des troubles objectifs de la sensibilité. Il s'est borné à l'étude de l'analgésie ; tout d'abord, il a constaté que ce trouble est à peu près constant chez les tabétiques ; il n'a manqué que trois fois sur vingt observations (1). Elle peut occuper toutes les régions du tégument externe. Elle présente, en général, une *disposition symétrique*, sauf à la tête. Aux membres notamment une plaque d'analgésie située d'un côté correspond, du côté opposé, à une plaque de même nature réalisant la même topographie.

Oulmont assigne aux plaques d'anesthésie les lieux d'élection suivants :

A la tête, les joues et les régions sous-orbitaires ;

A la face antérieure du tronc, les seins et le pourtour de l'ombilic ; même quand les plaques sont disséminées en grand nombre à la surface de la poitrine et de l'abdomen, elles respectent les plis inguinaux et une bande étroite occupant le milieu du sternum ;

A la face postérieure du tronc, l'analgésie, quand elle est circonscrite en plaques, a pour sièges de prédilection les épaules et les fesses ; d'autres fois elle se présente sous la forme de deux zones partant, l'une de la région interscapulaire, l'autre de la région lombaire, et allant l'une au devant de l'autre.

(1) P. Oulmont. De la répartition des troubles de la sensibilité dans le tabes dorsalis (*Gazette médicale*, 1877, nº 19, p. 229).

Au cou, les plaques sont rarement observées;

Aux membres supérieurs, les lieux d'élection sont représentés par les doigts, les avant-bras.

Au contraire, on trouve toujours, à la paume de la main et au coude, des ilots au niveau desquels la sensibilité à la douleur reste intacte.

Aux membres inférieurs, l'analgésie a toujours paru plus prononcée à la face postérieure qu'à la face antérieure. Elle ne manquait dans aucun cas à la face plantaire, au niveau du talon et des orteils ; les autres sièges d'élection sont les genoux, les malléoles, la face interne de la cuisse, la face dorsale du pied non compris les orteils.

Le professeur O. Berger, de Breslau (1), a signalé comme manifestation précoce du tabes un phénomène bizarre qui n'est, en somme, qu'une perversion de la sensation douloureuse : les malades perçoivent normalement la douleur que développent des irritations cutanées légères, telles que les piqûres d'épingles ; au contraire, ils n'éprouvent aucune douleur lorsqu'on traverse un pli cutané avec une aiguille, lorsqu'on fait une incision profonde, lorsqu'on arrache un poil.

On a donné à ce phénomène le nom d'*hyperesthésie relative :* Berger lui assignait comme siège de prédilection les membres inférieurs, il y occupe généralement des étendues considérables ; parfois il se montre aussi au tronc et aux membres supérieurs.

Erb fait remarquer que, chez des personnes bien portantes, on est souvent à même de faire des constatations analogues ; de simples piqûres d'épingle développent de

(1) O. Berger. Zur Symptomatologie der Tabes dorsalis (*Berliner klinische Wochenschrift*, 1878, n° 4, p. 51).

la douleur, mais non le fait de traverser un pli de la peau avec une épingle.

En 1879, Erb (1) a publié que, dans les cas un peu avancés, un analgésie grossière est une manifestation très fréquente du tabes ; elle a été constatée chez 29 malades, sur 42, examinés à ce point de vue ; elle coïncidait quelquefois avec l'intégrité de la sensibilité tactile.

Le phénomène de l'hyperesthésie a été recherché chez 7 malades, il a été rencontré chez 6 ; chez tous il a constaté un émoussement de la sensibilité farado-musculaire, phénomène signale par Drosdoff (2) comme une des manifestations du tabes.

Un peu plus tard, Fischer (3) a montré que le ralentissement de la perception des impressions douloureuses est une manifestation très précise du tabès, il a insisté également sur la fréquence de l'analgésie.

En 1886 (4), Stern a publié d'importantes recherches faites en collaboration avec Oppenheim, sur quatre-vingts malades. « Dans le tabes, dit-il, les anesthésies ont une signification plus grande et plus générale que les hyperesthésies. Elles portent sur les trois modalités de la sensibilité cutanée, tactile, douloureuse, thermique, — mais, d'une façon inégale quant à l'intensité et à l'étendue. C'est

(1) Erb. Zur Pathologie der Tabes dorsalis (*Deutsches Archiv für klin. Medicin*, 1879, B. XXIV, fasc. 1, p. 1).

(2) Drosdoff, Untersuchungen über die elektrische Reizbarkeit der Haut, bei Gesunden und Kranken (*Archiv für Psychiatrie und Nervenkrank.* 1879, B. IX, p. 263).

(3) Fischer, Zur Symptomatologie der Tabes dorsalis (*Deutsches Archiv für klin. Medicin*, 1880. B. XXVI. p. 83).

(4) Stern, Uber die Anomalien der Empfindung und ihre Beziehungen zur Ataxie bei Tabes dorsalis (*Archiv für Psychiatrie and Nervenkrank.*, 1886. B. XVII, fasc. 2, p. 485).

la sensibilité à la douleur qui paraît être atteinte le plus souvent ; d'ordinaire, l'émoussement de la sensibilité à la douleur se manifeste d'une façon qui est, en quelque sorte, l'opposé de ce que Leyden a appelé l'*hyperesthésie relative*, et qu'on pourrait alors nommer *anesthésie relative*.

« En effet, tandis que, d'après Berger, les malades perçoivent d'une façon en apparence normale les excitations faibles et qu'ils les perçoivent éventuellement à l'état de sensations douloureuses, ils sont insensibles aux irritations excessives. A côté de l'analgésie, on rencontre, il est vrai, le plus souvent un émoussement de la sensibilité tactile, mais presque toujours il est dépassé, et de beaucoup, par l'analgésie en intensité comme en étendue.

« Un fait plus manifeste encore est que les troubles de la sensibilité à la douleur sont à la fois les plus précoces et les plus intenses, du moment qu'on fait entrer en ligne de compte les perversions de la sensibilité qui peuvent se manifester sans modifications quantitatives bien nettes de la sensibilité.

« La diminution quantitative de la sensibilité tactile va assez rarement jusqu'à l'abolition complète, contrairement à ce qui s'observe pour la sensibilité à la douleur.

« Dans quelques cas (5 dans nos observations), l'anesthésie affecte en premier lieu la sensibilité thermique, là où persiste la sensibilité tactile. »

En ce qui concerne la distribution des troubles objectifs, Stern contestait qu'il y eût, aux membres inférieurs, des lieux d'élection ainsi que l'avait affirmé Oulmont. Si, dit-il, les tabétiques s'aperçoivent presque toujours d'un émoussement de la sensibilité à la plante des pieds, il ne s'ensuit pas que cette région du corps soit réellement la première envahie par l'anesthésie. Il peut donc arriver que d'autres territoires d'anesthésie, aux jambes, aux cuisses, échappent à la conscience des malades qui, d'ailleurs, prêtent peu d'attention à l'état de leur sensibilité objective. L'anesthésie plantaire les frappe par suite de l'incertitude de la marche et de la station debout, qui en résulte. Stern a pu constater que la sensibilité objective était conservée à la plante des pieds à une époque où elle était déjà passablement compromise aux jambes, en particulier à leur face externe.

Plusieurs fois il lui est arrivé de voir que la sensibilité à la douleur était mieux conservée aux jambes qu'aux cuisses. Chez un malade, il a constaté une zone d'anesthésie (avec phénomènes de paresthésie), limitée à la moitié gauche de la paroi abdominale ; pendant une expédition militaire, il n'avait pas la sensation du contact de la cartouchière qui pendait le long de son flanc gauche, de temps en temps, il regardait si elle était toujours fixée au ceinturon.

Assez souvent, il a remarqué des zones d'anesthésie circonscrites, irrégulières et symétriques, principalement au voisinage des genoux; souvent aussi, il a constaté de l'anesthésie aux membres supérieurs au moment où la sensibilité était encore intacte au tronc et aux cuisses. Plusieurs fois il a observé de l'anesthésie à une des zones de distribution du trijumeau, alors que, dans le reste de l'étendue du tégument externe, les troubles de la sensibilité étaient limités aux membres inférieurs et même dans une zone très étroite.

Stern a conclu comme il suit :

« Il est impossible de poser une règle touchant le mode de début et d'extension des troubles de la sensibilité aux membres inférieurs; on peut dire seulement que ces troubles débutent en un point quelconque des membres inférieurs. Au contraire, on peut affirmer quelque chose de plus précis pour la manière dont les choses se passent aux membres supérieurs. On sait depuis longtemps que ces troubles débutent par la face interne de la main et du bras. »

« Il n'est pas tout à fait invraisemblable que les troubles sensitifs à leur début se cantonnent exactement dans le domaine de distribution d'un nerf déterminé, du nerf cubital, mais cela ne découle pas avec certitude de mes observations. De plus, ici, les troubles de la sensibilité ne se présentent pas avec les mêmes caractères qu'aux membres inférieurs. Il s'agit plutôt de simples anesthésies, de diminutions quantitatives qui affectent uniformément toutes les manières d'être de la sensibilité; d'ordinaire les perceptions de la sensibilité manquent, du moins à la période où les troubles sont limités au territoire susdit.

« La règle suivant laquelle les anesthésies aux membres supérieurs débutent par la face cubitale de la main et de l'avant-bras n'a été trouvée en défaut qu'une fois sur dix-sept, une femme chez laquelle les troubles de la sensibilité se sont montrés d'abord à la face interne de la main et de l'avant-bras du membre supérieur gauche, à la face interne de l'avant-bras et à la face interne de la main du membre supérieur droit. »

Stern ajoutait que, le plus souvent, les troubles de la sensibilité affectent aux membres supérieurs une disposition symétrique, comme l'avait déclaré Oulmont.

Binswanger (1) a également contesté qu'il fût possible d'établir des règles concernant la topographie des troubles de la sensibilité dans les cas de tabes. Ses recherches ont porté sur des malades chez lesquels les symptômes du tabes étaient associés à ceux de la paralysie générale. Selon lui, les troubles auraient un caractère essentiellement changeant et erratique. Leur irrégulière distribution et leur délimitation ne seraient nullement en rapport avec le mode de distribution des nerfs périphériques; au milieu des zones plus ou moins vastes d'anesthésie, on découvre des ilots plus ou moins bien circonscrits au niveau desquels la sensibilité cutanée est absolument intacte. Enfin, chez un même malade, les troubles de la sensibilité sont sujets à des variations d'une époque à une autre. Binswanger a insisté aussi sur la possibilité de dissiper ou d'activer momentanément l'anesthésie chez les tabétiques au moyen d'irritations locales (frictions, etc.), d'applications de l'aimant.

Laehr (2) éclaire l'étude du tabes d'un jour nouveau. Le tabes est caractérisé par de l'hypoesthésie du tronc ; au début, elle n'affecte que la sensibilité tactile, contrairement à ce qui se passe aux jambes où les troubles de la sensibilité se manifestent par de l'hypoalgésie et par la perte de la notion de position ; les troubles se montrent un peu plus tard au tronc que dans les jambes. Ils apparaissent d'abord dans la sphère de distribution des nerfs dorsaux moyens ; ils sont symétriques dans un zone horizontale qui con-

(1) Binswanger, Uber Sensibilitaetsprüfungen bei Tabes und Tabesparalyse (*Neurologisches Centralblatt*, 1887, nº 2, p. 28).

(2) Laehr, Uber Sensibilitaetstörungen bei Tabes dorsalis und ihre Localisation (*Archiv für Psychiatrie und Nervenkrankheiten*, 1895, B. XXVII, fasc. 3, p. 688.)

tourne le tronc ; bientôt cette zone s'élargit, et elle empiète sur les bras ; ce mode d'empiétement a quelque chose de caractéristique. Plus tard, l'hypoesthésie se manifeste dans la sphère d'innervation des nerfs lombo-sacrés et l'on constate assez souvent l'existence de zones d'hypoesthésie (fig. 1, 2, 3, 4). La topographie des zones d'anesthésie offre un caractère distinctif; elle est indépendante du mode de distribution des nerfs périphériques, et elle concorde avec le mode de distribution périphérique des fibres radiculaires postérieures et des fibres sensitives intramédullaires. En d'autres termes, elle rappelle la topographie des troubles sensitifs qu'on observe à la suite de sections des racines postérieures ou des sections de la moëlle. A ces zones d'anesthésie d'origine spinale s'associent quelquefois des anesthésies d'origine périphérique, des anesthésies névritiques.

Aux limites de ces zones d'hypoesthésie et entre celles-ci, on observe ordinairement de l'hyperalgésie qui est manifestée surtout par l'application d'un corps froid. A ce niveau l'excitabilité réflexe de la peau est très vive ; l'inverse a lieu dans l'étendue des zones d'hypoesthésie.

Une analgésie très prononcée, occupant la sphère d'innervation du cubital, paraît être de règle dans les cas de tabes.

En résumé, d'après LAEHR, les anesthésies du tabes se montrent avec une disposition segmentaire qui paraît être susceptible de nous éclairer sur le siège du processus tabétique.

D'après PATRICK (1), l'anesthésie tactile se montre sou-

(1) Patrick, Anesthesia of the Trunk in locomotor Ataxia (*New-York medical Journal*, 1897, t. 65, n° 6).

SCHÉMAS DE LAEHR

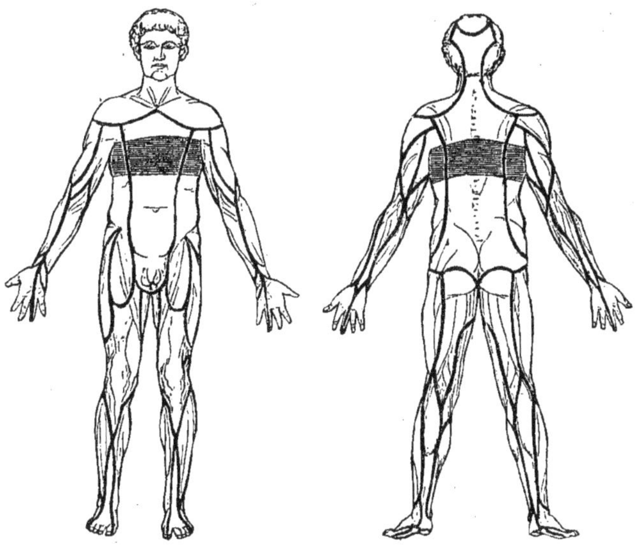

Fig. 1.

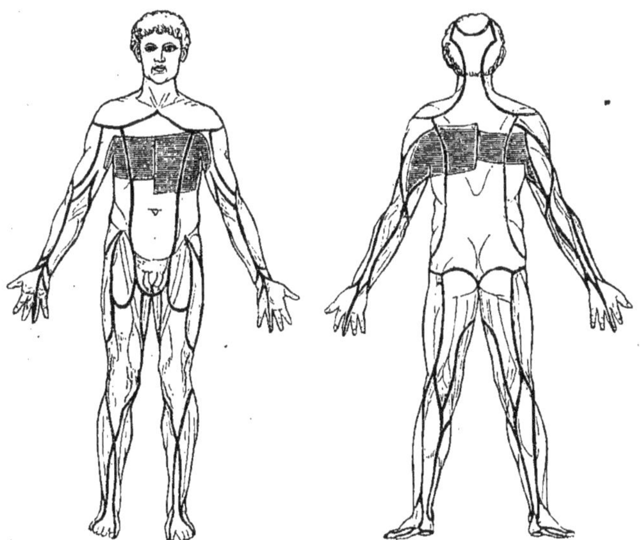

Fig. 2.

SCHÉMAS DE LAEHR

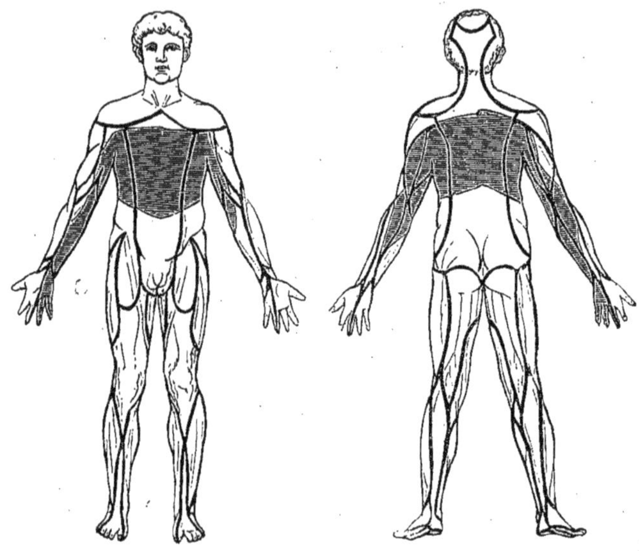

Fig. 3.

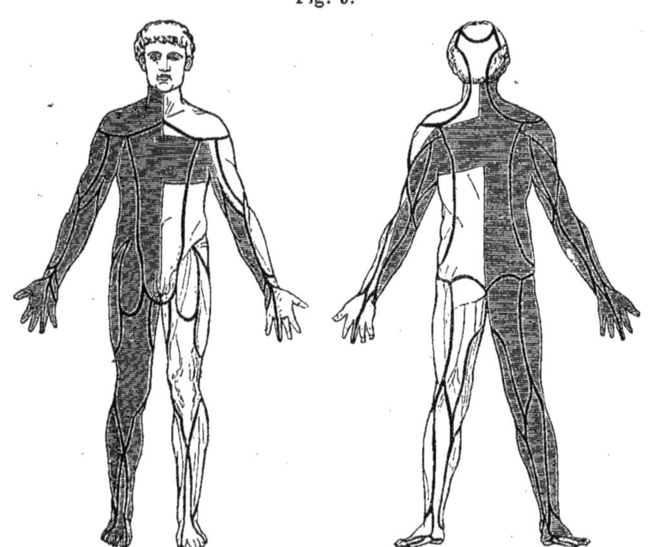

Fig. 4.

vent au tronc et revêt des caractères propres. Elle occupe une bande transversale à la hauteur des mamelons : quand elle est peu prononcée, les impressions tactiles les plus faibles cessent d'être perçues, alors que la sensibilité à la douleur n'est pas atteinte. Si l'intensité de l'anesthésie est plus grande, elle s'accompagne d'analgésie à un certain degré, mais celle-ci est répartie sur une zone moins large.

La zone d'anesthésie peut contourner le tronc comme une ceinture ; elle peut être fragmentée, et alors les îlots d'anesthésie présentent une distribution variable.

Suivant Laehr, la limite supérieure de cette zone s'élève au même niveau des deux côtés et la limite inférieure dessine une ligne très irrégulière ; suivant Patrick, cette règle souffre de nombreuses exceptions ; on trouve à la zone d'anesthésie des largeurs variables selon que l'on procède à l'examen de la sensibilité en allant des parties saines vers les parties anesthésiées ou inversement ; la limite inférieure et la limite supérieure de la zone d'anesthésie se dessinent avec une égale netteté.

Patrick admet, comme Laehr, que la distribution de l'anesthésie tactile correspond à l'organisation segmentaire de la moëlle ; que les zones d'anesthésie sont susceptibles de se rétrécir dans le cours d'un examen un peu prolongé.

Souvent, d'après Hitzig, à la zone d'anesthésie confine une zone d'hyperesthésie qui est mise en évidence surtout par les impressions de froid ; les réflexes cutanés sont exagérés au niveau de cette zone. Patrick confirme sur ce point les observations de Laehr.

Ces divers troubles de la sensibilité se rencontrent

dans 85 p. 100 des cas de tabes, ils sont relativement rares dans le tabes commençant et dans le tabes associé à la paralysie générale.

D'après Patrick, il n'y a pas de rapport fixe entre le degré et l'étendue de l'anesthésie tactile au tronc et la gravité du tabes. Toutefois, aux périodes avancées de la maladie, l'anesthésie du tronc atteint, d'une façon générale, une intensité et une extension plus considérables.

Marinesco (1) reprend les conclusions de Laehr et constate la disposition des troubles d'anesthésie autour de quatre foyers principaux : foyer thoracique, foyer à la région génitale, foyer aux membres inférieurs surtout aux pieds, foyer au membre supérieur, à la face interne du bras, de l'avant-bras, de la main ; il attire l'attention sur la correspondance de ces zones avec les lieux où siègent habituellement les manifestations douloureuses du tabes : sensation de constriction en ceinture, troubles de la miction, impuissance, douleurs fulgurantes, fourmillements dans les jambes et les pieds, engourdissement de la région cubitale. Ce fait est intéressant au même titre que les zones d'anesthésie et d'hyperesthésie constatées chez les hystériques atteintes de manifestations viscérales ou de phénomènes de contracture et de paralysie.

Il pense que l'étendue des troubles sensitifs est en rapport avec la gravité de la maladie et que leur étude peut nous renseigner sur l'évolution du tabes.

Il conclut en disant que les troubles observés confirment la théorie radiculaire du tabes, mais en faisant remarquer qu' « il ne faut pas s'attendre à trouver une

(1) Marinesco, De la topographie des troubles sensitifs dans le tabes ; ses rapports avec les sensations des tabétiques (*Sem. Méd.* 13 octobre 1897, n° 47).

zone d'anesthésie exactement superposable au champ radiculaire, car il existe trois facteurs qui peuvent influencer cette topographie radiculaire : d'abord la répartition inégale des lésions dans les différentes racines successives, puis l'innervation d'un même territoire par plusieurs racines (SHERRHINGTON), enfin la participation d'un processus endogène à la lésion radiculaire, opinion émise par MARIE et soutenue par PHILIPPE. »

3. — TROUBLES DE LA SENSIBILITÉ PROFONDE

A côté des troubles de la sensibilité superficielle, il en est d'au moins aussi importants et aussi caractéristiques : ce sont les anesthésies profondes auxquelles DUCHENNE accordait une grande valeur pour expliquer le fonctionnement irrégulier des mouvements. « C'est lorsque les articulations des membres, où siège l'anesthésie musculaire, sont elles-mêmes insensibles aux mouvements, qui leur sont imprimés, que l'on voit apparaître les symptômes attribués à tort à la paralysie de la sensibilité musculaire. » C'est que, en effet, tous les tissus vivants jouissent, à des degrés divers, d'une sensibilité plus ou moins latente, dite commune ou profonde (cœnesthésie) que les altérations morbides mettent parfaitement en relief, mais qui, même obscure, comme elle est d'ordinaire, suffit à nous suggérer la sensation continue de la présence de nos organes.

Les sensations fournies par les os, les articulations, les ligaments, les muscles, les tendons, dans lesquels la présence de terminaisons sensitives ne paraît plus devoir être mise en doute aujourd'hui, nous font connaître tous les modes et les degrés divers de la contraction musculaire, ainsi que les rapports des différents segments de membres entre eux.

Par ce sentiment d'activité musculaire de Gerdy, sens musculaire de Charles Bell, sensibilité commune ou profonde d'Axenfeld, nous apprécions :

1° *L'énergie de la contraction*, et c'est par ce moyen que nous nous rendons compte, en les soupesant, du poids des objets et de la résistance que les corps extérieurs opposent à la contraction musculaire (sens de la force musculaire de Weber) ;

2° *L'étendue du raccourcissement* ou l'excursion du mouvement (précision du mouvement) ;

3° *La rapidité de la contraction* (agilité du mouvement) et le rythme de ce mouvement ;

4° *La durée du mouvement*.

Chez les ataxiques ces diverses facultés sont profondément troublées : ce qui entraîne comme conséquences un certain nombre de désordres connus sous les noms :

De perte de la notion de différence de poids ;

Alors que, chez l'homme sain, des différences de 1/20 du poids sont perçues, les tabétiques, suivant Lussana, ne peuvent apprécier des différences de 1/6, de 1/4 et même davantage ;

De perte de la notion de la forme et de la nature des objets ; la perception stéréognostique est très fréquemment troublée chez les tabétiques ; les yeux fermés, ils ne peuvent distinguer par le toucher une allumette, une clef, un bouton, une pièce de monnaie, etc. ;

De perte de la notion de position ; les sensations qui la provoquent ne sont pas seulement celles de contraction musculaire, mais aussi celle de tension passive des

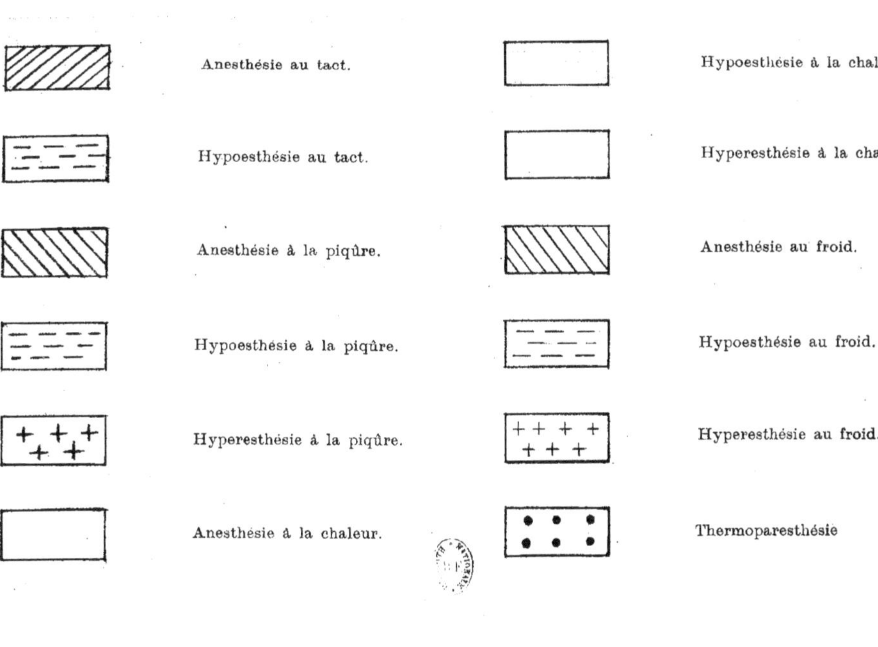
Anesthésie au tact.
Hypoesthésie au tact.
Anesthésie à la piqûre.
Hypoesthésie à la piqûre.
Hyperesthésie à la piqûre.
Anesthésie à la chaleur.
Hypoesthésie à la chaleur.
Hyperesthésie à la chaleur.
Anesthésie au froid.
Hypoesthésie au froid.
Hyperesthésie au froid.
Thermoparesthésie

muscles comme dans le décubitus dorsal, ou quand la position d'un membre a été produite par une cause extérieure et sans l'intervention de la contraction musculaire. C'est grâce à ces sensations que nous connaissons, même dans l'obscurité, et sans l'intervention du toucher et de la vue, la position occupée dans l'espace par nos membres; c'est à cette notion de position qu'on a donné le nom de sens de stabilité ou d'équilibre.

Chez les ataxiques, les mouvements passifs ne sont pas appréciés ; on peut remuer, même avec violence, les divers segments des membres sans que les malades en aient conscience ; au repos, ils n'ont aucune idée de la situation de leurs membres, ils perdent, — suivant l'expression admise — *les jambes dans leur lit.*

Les notions que l'on vient d'indiquer ne constituent pas, à elles seules, tout le sens musculaire ; les sensibilités profondes nous donnent aussi la notion de *direction du mouvement*, mais celle-ci est plus complexe parce qu'il lui faut l'adjonction des sensibilités tactile, visuelle et même auditive.

L'ensemble de ces notions joue un très grand rôle dans la station, la marche et, en général, dans tous les mouvements, aussi leur perte a-t-elle une part prépondérante dans la genèse de l'ataxie.

Chez tous les tabétiques que nous avons examinés, les troubles des sensibilités superficielle et profonde se sont montrés constamment et à des degrés divers.

Nous rapportons dans huit observations du service de M. le professeur Raymond, recueillies du 15 octobre au 15 novembre 1898 ces troubles sensibles, observés parallèlement avec ceux de la coordination.

CHAPITRE III

Observations

OBSERVATION I

Péd... (Francine), 45 ans, domestique, entrée le 27 septembre 1892, à la Salpêtrière. — Salle Rostan, lit nº 11.

Antécédents. — Le père est mort à 57 ans, d'une maladie de cœur; la mère est morte à 30 ans de suites de couches.

Une sœur est morte à 35 ans, il en reste une autre, mariée, bien portante.

La malade est la deuxième de la famille. Elle a eu la rougeole, la coqueluche, la fièvre typhoïde avant l'âge de 14 ans. Réglée à 16 ans, elle a eu une bronchite à 29 ans.

Elle affirme n'avoir jamais eu la syphilis; mais, il y a cinq ans, elle a perdu les cheveux en peu de temps.

Début de la maladie. — Elle s'est manifestée par des douleurs en ceinture; rapidement la marche est devenue difficile. A la suite d'une chute, en 1892, elle reste quinze jours couchée pour une entorse; une fois guérie elle s'aperçoit, en voulant se lever, qu'elle ne peut plus marcher, et elle entre à la Salpêtrière, où on lui fait suivre le traitement ioduré.

Jamais elle n'a éprouvé de troubles oculaires et vésicaux; depuis deux ou trois mois les douleurs ont presque disparu.

Etat actuel. — Il est très satisfaisant. On ne relève aucun trouble gastrique, intestinal, laryngé, urinaire.

A l'examen oculaire(1): myosis, inégalité pupillaire, signe d'Argyll Robertson. Pas de dyschromatopsie; acuité visuelle normale. Pas de rétrécissement du champ visuel, quelques secousses nystagmiformes, aucune lésion du fond de l'œil.

(1) Tous les examens des yeux ont été faits par M. König, à qui nous adressons tous nos remerciements.

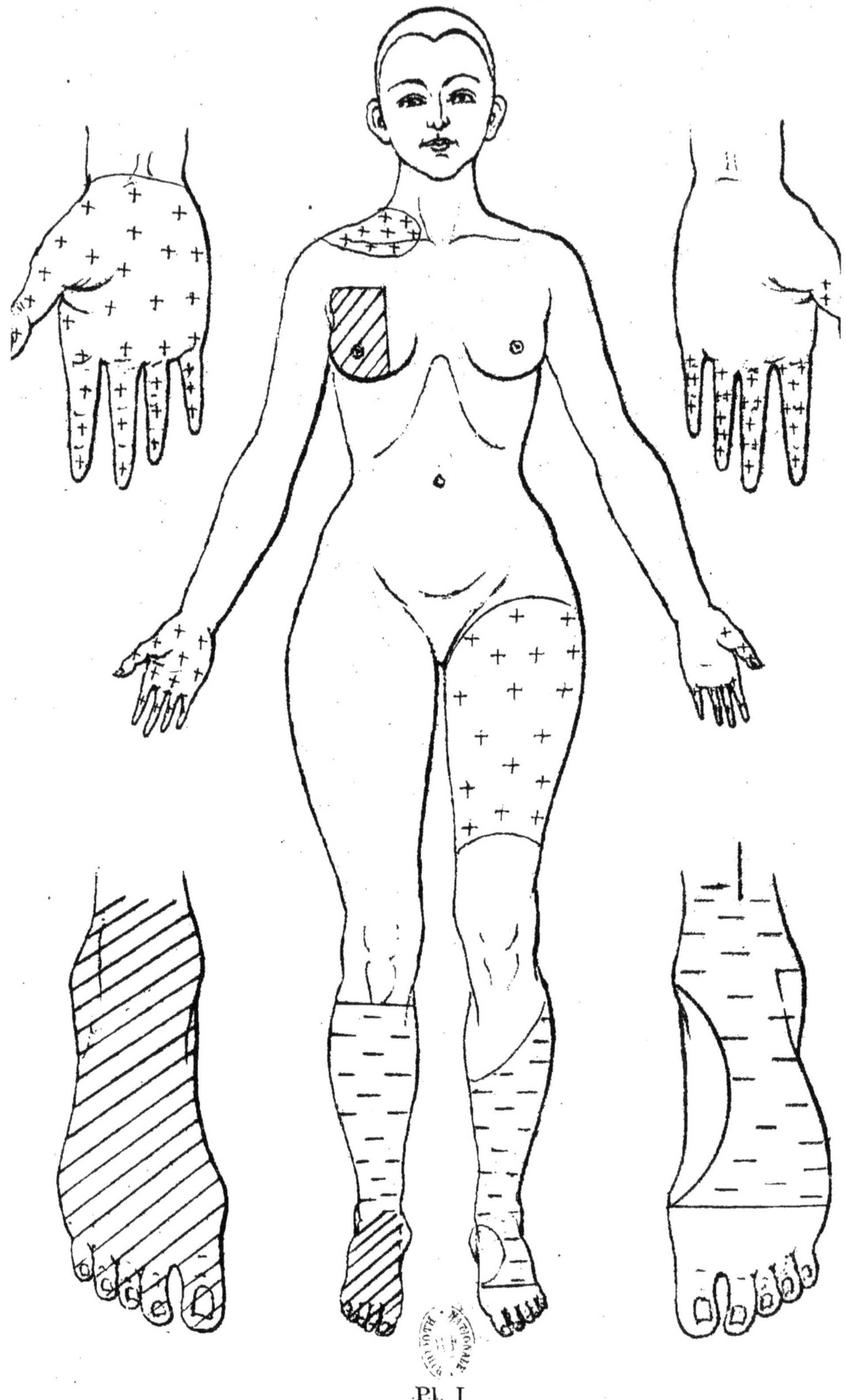

Pl. I

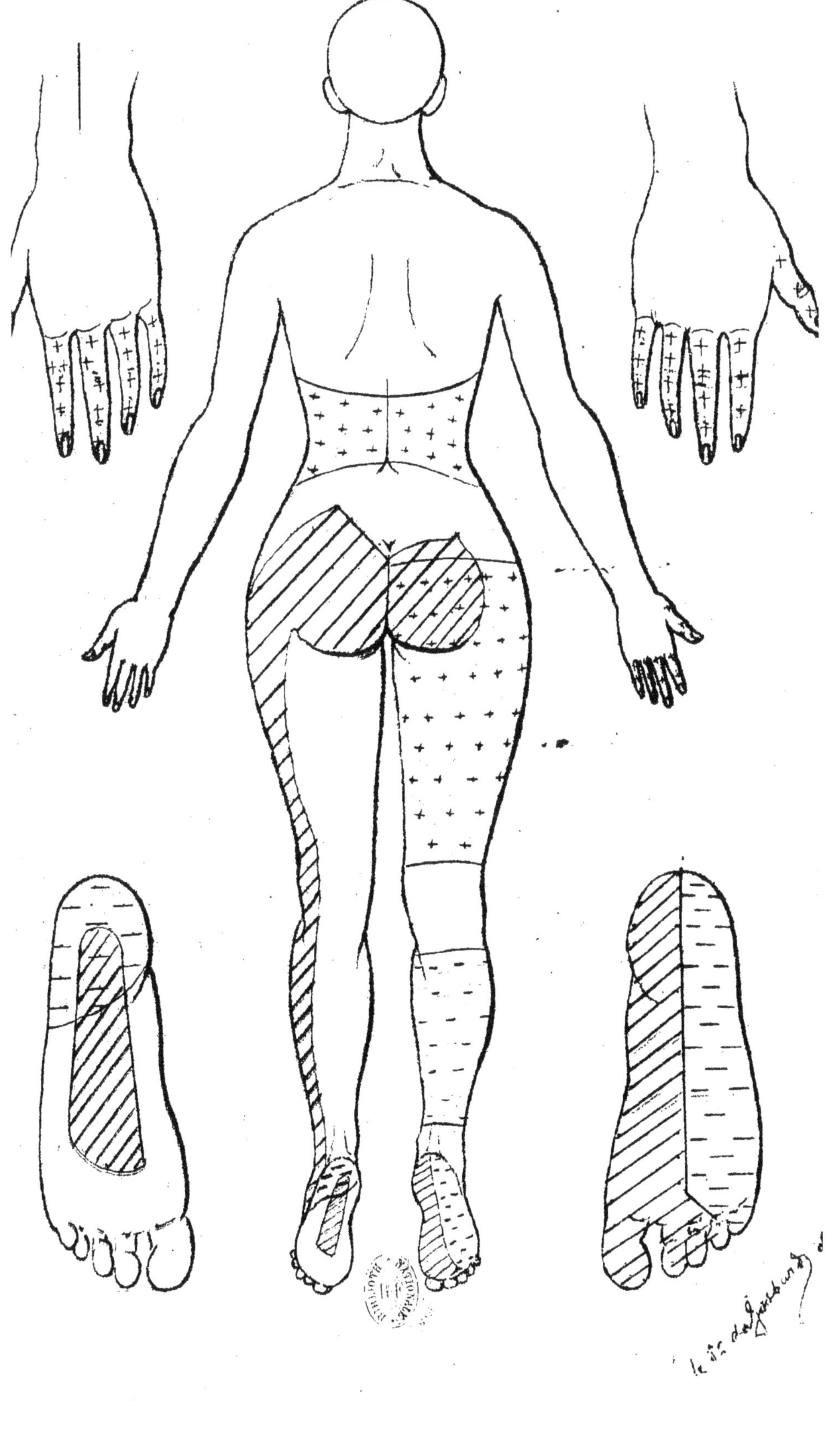

Les réflexes sont abolis aux membres supérieurs. Les réflexes du genou et du tendon d'Achille le sont également. La recherche du reflexe plantaire est douloureuse; il y a extension à droite, la direction du mouvement provoqué est douteuse à gauche. Il n'y a pas de trépidation spinale, pas d'atrophie musculaire; la force est conservée partout, au dynamomètre elle amène à droite 22 kilogr., à gauche 21 kilogr.

Actuellement les douleurs sont rares, elles reviennent environ une fois par mois; elles se produisent aux membres inférieurs et remontent des pieds jusqu'à la moitié de la jambe sous forme de crises d'élancements qui durent dix minutes.

1. — Sensibilité objective superficielle (*Planche I*).

I. Tact. — *A. Face antérieure.* — Anesthésie jusqu'à l'articulation tibio-tarsienne droite. Plaque anesthésique à la moitié externe du sein droit. Hypoesthésie à la jambe gauche jusqu'au genou; à la jambe droite, l'hypoesthésie s'arrête au tiers antérieur de la face dorsale du pied. La sensibilité tactile est conservée également au bord interne de ce pied.

B. Face postérieure. — A la plante du pied droit le côté interne, les trois premiers orteils ne perçoivent pas le toucher; il en est de même pour la partie médiane de la plante du pied gauche. Les deux fesses et à gauche le bord externe de la jambe sont également insensibles; il y a seulement diminution de la perception tactile dans l'autre moitié de la face plantaire droite.

II. Douleur. — *A. Face antérieure.* — Hyperalgésie à la cuisse gauche, à la région sus-claviculaire et à toute la main droite, seulement à l'extrémité des doigts de la main gauche.

B. Face postérieure. — Hypoalgésie au talon droit, hyperalgésie aux quatre doigts de la main gauche et à tous les doigts de la main droite.

Retard à la perception de la douleur: pied gauche, face supérieure 4", racine du deuxième orteil 4"; pied droit, racine du gros orteil 2". Face plantaire gauche : racines des deuxième, troisième et quatrième orteil, 3"; face plantaire droite : racine du gros orteil, 3". Aux jambes la piqûre est ressentie comme un pincement.

III. Température. — *A. Face antérieure.* — A la jambe droite hypoesthésie à la chaleur, et à la jambe gauche dans la région périmalléolaire. A la cuisse droite hyperesthésie à la chaleur.

B. Face postérieure. — Thermo-hypoesthésie jusqu'au genou droit; thermo-hyperesthésie à la fesse droite et aux deux tiers de la cuisse du même côté. Hyperesthésie au froid en ceinture.

A la jambe droite, en avant, le chaud est perçu comme froid et inversement; la véritable sensation ne s'établit qu'à la longue. Au pied et à la cheville gauche le froid est ressenti comme une piqûre, l'impression de froid n'a lieu que 4'' après.

2. — Sensibilité objective profonde.

Au pied gauche, la malade indique d'une façon erronée et alternativement les positions extrêmes des orteils : elle perçoit le mouvement, mais elle ne peut indiquer la position ; à l'articulation tibio-tarsienne gauche, la brusque extension est seule perçue, il y a erreur dans l'indication des mouvements latéraux. Au pied droit, elle indique d'une façon inexacte le doigt touché; les mouvements sont perçus, mais la position ne peut être indiquée sauf dans les mouvements brusques. Aux genoux, il y a erreur dans l'appréciation du sens des mouvements; dans ceux de la jambe sur le bassin, à gauche l'élévation est perçue comme écartement, les petits mouvements d'abaissement ne sont par perçus ; à droite, ils sont perçus, surtout ceux d'élévation, mais leur direction ne peut être indiquée.

Rien d'anormal aux membres supérieurs, excepté une faible diminution de la perception des mouvements dans les deux derniers doigts de la main gauche.

Aucune arthropathie. La flexibilité du pied est plus grande à gauche qu'à droite; le pied est cambré à la face supérieure, la face inféreure est légèrement aplatie. Dans la flexion latérale forcée le bord externe du pied touche le lit à gauche, à droite il reste éloigné de 2 cm. Dans la flexion extrême du genou, il n'y a pas d'intervalle entre le talon et la fesse. L'écartement du genou plié l'amène à 3 cm. du plan du lit à gauche et à 17 cm. à droite. Dans l'extension forcée du genou, la distance du talon au plan du lit est de 6 cm. à gauche et de 9 cm. à droite.

La flexion active de la jambe sur le bassin est mesurée à gauche par un angle de 195°, à droite par 115°.

Il paraît y avoir une flexibilité exagérée de la colonne vertébrale, la tête est penchée sur le thorax.

La malade a conservé la notion de poids. La perception stéréognostique est intacte.

La sensation du sol est nette, mais elle perd les jambes dans son lit.

3. — Phénomènes ataxiques.

L'évation de la jambe droite. Elle a lieu par oscillations successives, le pied étant en flexion et les orteils en extension complète. Il en est de même avec les yeux fermés, mais la jambe ne se lève qu'à 20°.

L'élévation de la jambe gauche a lieu jusque vers 85°, le pied étant en flexion, mais elle ne reste pas immobile et il y a de grandes oscillations. L'abaissement se produit comme une chute brusque. Il en est de même que les yeux soient ouverts ou fermés.

Pour arriver à toucher le genou gauche avec le talon droit, la jambe fait de grands mouvements latéraux, mais elle ne peut s'y fixer. Le mouvement symétrique se produit d'une manière aussi difficile, le pied se fixe au genou par le creux de la face plantaire et la flexion des orteils. Mêmes phénomènes, plus accentués seulement, avec les yeux fermés.

Si l'on commande de toucher les orteils gauches avec le talon droit, il faut de grands efforts; le gros orteil, légèrement fléchi, est très écarté des autres qui sont en extension; pas de différence dans l'obscurité. Dans le mouvement symétrique, la difficulté est la même, les yeux ouverts; avec les yeux fermés les oscillations sont infiniment plus prononcées.

La malade étant couchée sur le ventre si on lui dit de plier les genoux, la jambe droite tombe sur la gauche, les jambes s'enchevêtrent, le pied est en extension sur la jambe; dans l'abaissement la jambe gauche tombe plus vite que la droite.

Aux membres supérieurs l'incoordination est faible, les yeux ouverts; les yeux étant fermés, l'index gauche présente des oscillations manifestes avant d'arriver à se fixer sur le lobule du nez.

Troubles de la locomotion. — La marche est précipitée, inégale. Le pied frappe brusquement le sol, le plus souvent avec la pointe. Les genoux fléchissent brusquement : ce qui amène la chute immédiate, aussi ne peut-elle marcher seule. Si on la fait marcher, pieds nus, on voit les orteils, surtout ceux du pied droit, en extension forcée; les yeux étant fermés la progression est impossible.

Troubles de la station. — La malade étant debout, sa jambe droite forme, par suite du retrait du genou, un arc de cercle très prononcé à concavité antérieure. Les pieds écartés, elle peut se tenir assez longtemps, mais le corps fait de nombreuses oscillations. Les yeux fermés, les oscillations augmentent au point d'amener la chute.

Troubles de la préhension. — Lorsque la malade veut prendre un objet, la main droite produit des oscillations marquées.

Troubles de l'écriture. — Les lettres sont absolument désordonnées dans leur position et dans leur écartement. Les yeux étant fermés, elle ne peut écrire un seul mot.

OBSERVATION II

Rous... (Clémence), 35 ans, domestique, entrée le 31 mars 1898 à la Salpêtrière. — Salle Cruveilhier, lit n° 9.

Antécédents. — Son père est mort à 60 ans subitement, sa mère est morte à 70 ans, de tuberculose pulmonaire probablement.

Elle a cinq frères et trois sœurs, vivants et bien portants.

On ne signale pas d'affections nerveuses dans la famille.

La malade est la dernière enfant; réglée à 13 ans, elle l'a toujours été régulièrement.

A 25 ans elle a eu la fièvre typhoïde et elle est restée deux mois au lit.

Elle affirme n'avoir pas eu la syphilis et on ne relève pas de traces de cette infection.

Début de la maladie.— Il y a quatre ans, en avril 1895, la malade voit trouble et double à la fois. Ces modifications de la vue persistent pendant une année et la vue redevient normale.

Peu de temps après ce début, la malade commence à ressentir des douleurs dans les jambes et dans les cuisses; ces douleurs sont fulgurantes et se déclarent le plus souvent à la tombée de la nuit; elles amènent de l'insomnie, elles laissent des sensations douloureuses sur leur trajet.

Un an plus tard, apparaissent des douleurs en ceinture; vers la même époque se déclarent des troubles de la miction qui devient difficile, la malade est obligée d'attendre et de pousser pour pouvoir uriner, et elle ne sent pas le passage de l'urine pendant l'émission, à aucun moment elle n'a eu d'incontinence.

En même temps surviennent des crises de vomissements qui reviennent tous les huit ou quinze jours durant deux à trois jours; ces vomissements contiennent les aliments aussitôt après leur ingestion, ou des matières claires, filantes, quelquefois verdâtres : les crises ont duré deux à trois mois.

Lorsque les phénomènes douloureux commencèrent à se produire, la malade s'aperçut qu'elle sentait mal le sol sous les pieds, il lui semblait marcher sur des coussins de plumes; bientôt elle éprouva de la peine à se tenir en équilibre, quand elle levait le pied pour avancer elle croyait être tirée en arrière.

La marche devenant de plus en plus difficile, la malade vient à la Salpêtrière le 31 mars 1898. On la soumet pendant trois mois à l'élongation, qui a été mal tolérée.

État actuel. — La malade présente un certain nombre de stigmates de dégénérescence, les bosses frontales sont proéminentes, le lobule de l'oreille adhérent, la voûte palatine très ogivale.

L'état général n'est pas très satisfaisant, l'amaigrissement est très prononcé, des sueurs nocturnes ont lieu parfois, mais il n'y a pas de phénomènes fébriles.

Il ne se produit pas de crises laryngées.

L'auscultation révèle aux deux sommets des poumons une diminution manifeste dans l'ampleur de la respiration.

Au cœur rien d'anormal, les artères sont souples ;

Le pouls bat 76 à la miuute.

Les règles sont toujours régulières.

Les troubles de la miction sont très peu accusés. Elle doit quelquefois attendre et pousser pour provoquer l'émission de l'urine, il n'y a pas d'insensibilité du canal.

Les crises gastriques ont cessé, mais l'anorexie est prononcée et la constipation habituelle.

L'acuité visuelle est normale; il y a une légère inégalité pupillaire, la pupille droite étant un peu plus grande que la gauche.

Le réflexe lumineux est normal à gauche; à droite la pupille réagit très faiblement.

Le réflexe accommodateur est conservé des deux côtés, la convergence se fait bien. La recherche avec le verre rouge fait constater une diplopie homonyme dans le champ du regard à gauche (paralysie de la troisième paire gauche), pas de dyschromatopsie.

Le réflexe du poignet et celui du coude sont abolis, la percussion du triceps donne toutefois la flexion de l'avant-bras. Les réflexes rotuliens et celui du tendon d'Achille sont abolis également.

Le réflexe plantaire a lieu en flexion, il n'y a pas de trépidation spinale.

L'amaigrissement n'est pas accompagné d'atrophie musculaire.

L'examen électrique ne donne en aucun point la réaction de dégénérescence.

Tous les muscles se contractent bien ; au dynamomètre elle amène à droite 19 kilogr., à gauche 15 kilogr.

Actuellement la malade éprouve des douleurs passant rapidement en éclairs dans les jambes; elle ressent également des douleurs qu'elle compare à des coups d'épingles, à des brûlures, et aussi des douleurs en ceinture.

Après les règles, elle a, dans tout le corps, des douleurs en ceinture généralisées.

1. — Sensibilité objective superficielle (*Planche II*).

I. Tact. — *A. Face antérieure.* — Anesthésie au pied droit jusqu'à l'articulation tibio-tarsienne; petite plaque d'anesthésie au-dessus du genou à la face interne de la cuisse droite; anesthésie aux quatrième et cinquième orteils gauches; hypoesthésie périmalléolaire à droite, s'étendant à gauche depuis les orteils jusqu'au milieu de la jambe; plaque d'hypoesthésie au bord externe de la cuisse droite.

B. Face postérieure. — Anesthésie plantaire des deux côtés; hypoesthésie périmalléolaire droite; à gauche, celle-ci s'étend du pied au tiers inférieur de la jambe.

II. Douleur. — *A. Face antérieure.* — Hypoalgésie à droite de tout le pied jusqu'à l'articulation tibio-tarsienne; hyperalgésie sus-claviculaire gauche.

B. Face postérieure. — Analgésie à la plante du pied gauche, respectant le talon; au pied droit analgésie au talon, au gros orteil, aux quatrième et cinquième orteils.

III. Température. — *A. Face antérieure.* — Hypoesthésie, à la chaleur, aux orteils droits, s'étendant un peu au bord interne du pied droit; hypoesthésie périmalléolaire à droite; hyperesthésie à tout le tronc avec exagération plus prononcée dans la région sus-claviculaire des deux côtés. Hyperesthésie au froid depuis une ligne

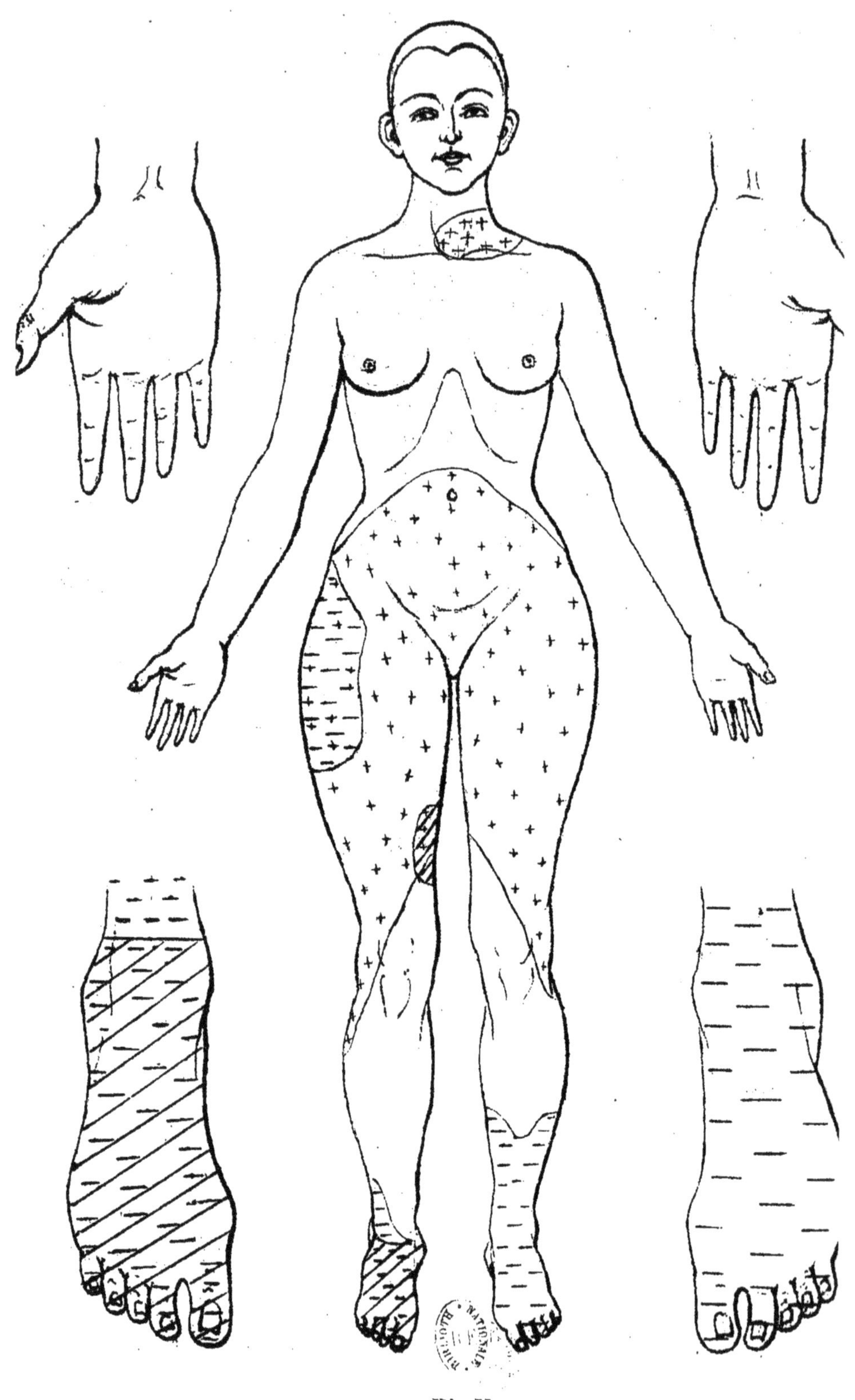

Pl. II

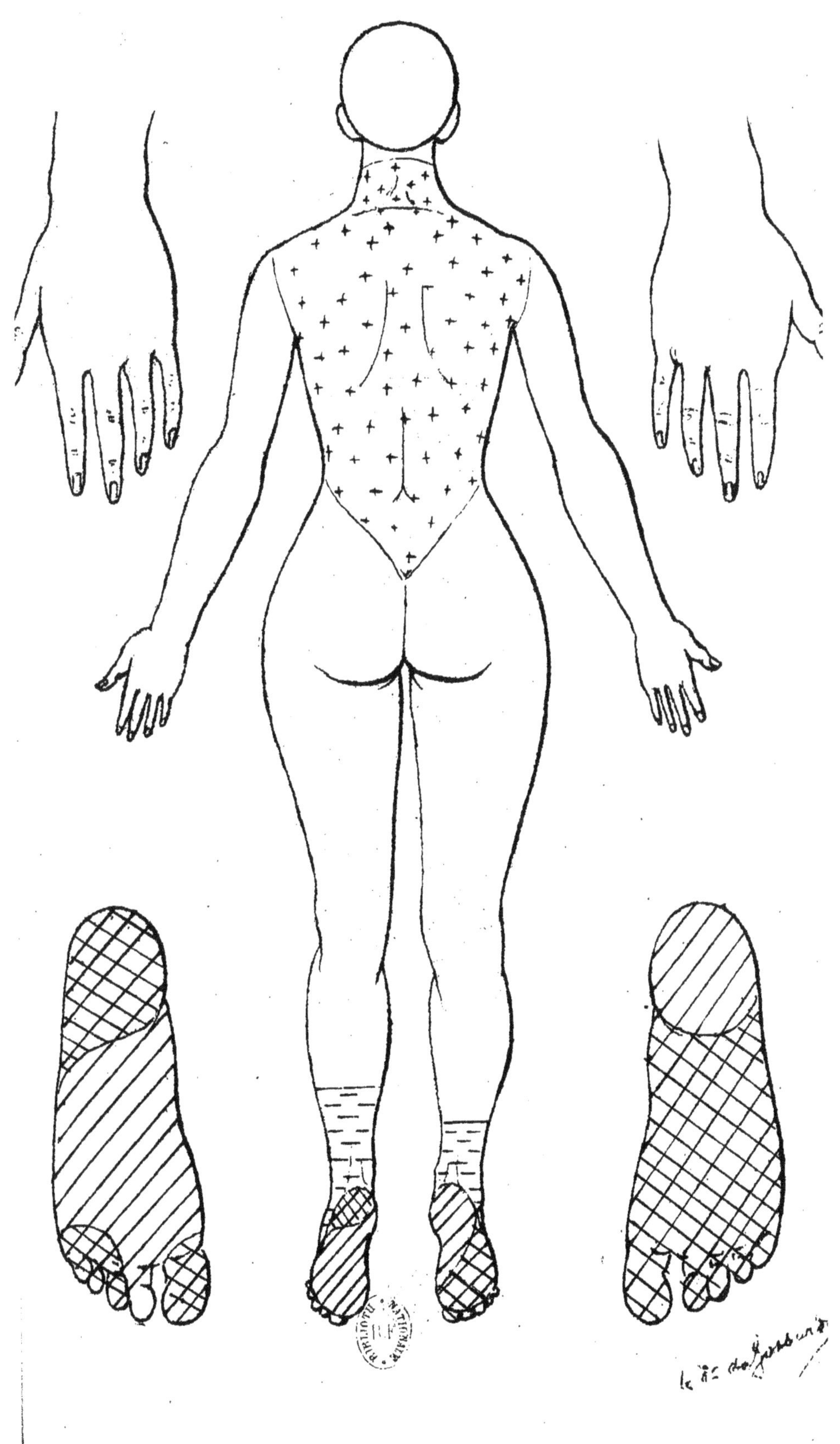

transversale passant par l'ombilic jusqu'à une ligne oblique allant aux deux jambes depuis le tiers inférieur du bord interne de la cuisse jusqu'à la face externe de l'articulation du genou.

B. Face postérieure. — Hypéresthésie à la chaleur, depuis une ligne transversale passant par l'angle inférieur de l'omoplate jusqu'à une ligne oblique allant de l'articulation du genou au tiers supérieur de la face externe de la jambe. Hyperesthésie, au froid, occupant tout le tronc et s'arrêtant aux fesses.

Retard de la perception à la chaleur de 5″ au gros orteil droit, de 2″ au dernier orteil, de 4″ à la malléole interne du même côté, et de 4″ au gros orteil du côté opposé. Le retard est de 10″ au talon gauche, de 3″ à la racine des orteils à droite.

2. — Sensibilité objective profonde.

La recherche de la sensibilité objective profonde par la mobilisation des divers segments des membres fait constater les modifications suivantes :

Articulation coxofémorale droite. — Les mouvements fins et brusques sont perçus grâce à des contractions musculaires.

Articulation coxofémorale gauche. — Jusqu'à la formation d'un angle de 30° avec le plan du lit, la malade ne peut indiquer les mouvements d'élévation et d'abaissement; de 30° à 90° les mouvements sont perçus.

Articulation du genou gauche. — Pas de perception nette des mouvements.

Articulation du genou droit. — Pas de perception des mouvements, même très grands.

Articulation tibio-tarsienne droite. — Flexion et extension directes, même brusques, ne sont pas perçues ; flexion latérale gauche perçue.

Articulation tibio-tarsienne gauche. — Les mouvements sont sentis mais la position n'est pas distinguée.

Articulation des orteils droits :

Gros orteil : extension et flexion fines et lentes non perçues, extension brusque non plus.

Autres orteils : mouvements fins non perçus ; brusques sont perçus, mais la position ne l'est pas.

Articulation des orteils gauches : mouvements étendus perçus, la position ne peut être indiquée.

Aux membres supérieurs, pas de modification de la sensibilité.

Il n'y a pas d'arthropathie. La flexibilité du pied est plus grande à droite. Dans la flexion latérale forcée, le bord externe du pied est amené des deux côtés à 1 cm. du plan du lit (1).

Dans la flexion extrême du genou il n'y a pas d'espace entre le talon et la fesse. L'écartement du genou en flexion l'amène à 9 cm. à droite et 7 cm. à gauche du plan du lit. Dans l'extension forcée du genou, la distance entre le talon et le plan du lit est de 8 cm. à droite, de 9 cm. à gauche.

La flexion active de la jambe sur le bassin est mesurée par un angle de 95° des deux côtés. La flexion passive est mesurée à droite par 120°, à gauche par 125°.

La malade a conservé la notion du poids, elle perçoit une différence entre 20 et 25 grammes.

La perception stéréognostique est conservée. La perception de la nature du sol est nette à gauche; à droite, il lui semble marcher sur de la mousse.

La notion de position a disparu aux membres inférieurs, elle perd les jambes dans son lit.

3. — Phénomènes ataxiques.

Elévation de la jambe droite : les yeux étant ouverts, il n'y a pas d'oscillations, elle s'incline du côté interne ; les yeux fermés, le membre tombe tantôt du côté interne, tantôt du côté externe, et le genou se fléchit involontairement.

Elévation de la jambe gauche : les yeux étant ouverts et la jambe amenée à faire un angle de 95°, il se produit des oscillations de gauche à droite, le mouvement d'abaissement se fait avec des oscillations plus grandes et se termine par une chute brusque; les yeux étant fermés, les troubles sont aussi prononcés que du côté droit.

Si l'on commande à la malade de toucher le genou gauche avec le talon droit, celui-ci plane avant de se poser; il ne peut demeurer en place et oscille pendant plusieurs secondes avant d'arriver à l'immobilité à peu près complète.

Les yeux étant fermés, les mouvements d'hésitation sont plus

(1) Les mesures pour la flexion latérale du pied partent de l'articulation du dernier orteil avec le métatarse ; pour l'écartement du genou, de la tête du péroné.

étendus et ce n'est qu'après une demi-minute qu'a lieu l'immobilité qui, d'ailleurs, ne peut être longtemps conservée.

Le même mouvement exécuté avec l'autre jambe se fait plus aisément les yeux ouverts; les yeux étant fermés, il y a d'abord impossibilité d'effectuer le mouvement. Pendant longtemps, elle touche à tort la cuisse, les draps, elle finit cependant par arriver au but et l'immobilité s'obtient mieux qu'avec la jambe droite.

Le toucher des orteils gauches avec le talon droit se fait assez bien ; les yeux fermés, il y a des oscillations marquées. Le même mouvement fait avec la jambe gauche donne lieu à quelques oscillations les yeux ouverts ; les oscillations sont beaucoup plus grandes, les yeux étant fermés; elle ne peut y arriver qu'après un long temps.

La malade étant couchée sur le ventre, si on commande de plier la jambe droite, le mouvement se fait brusquement et le pied tombe sur la jambe gauche; il en est de même avec celle-ci.

Si l'on fait plier les deux jambes ensemble, elles s'enchevêtrent, et dans le mouvement d'abaissement les deux pieds tombent en même temps.

Pour les membres supérieurs, il y a une certaine hésitation dans les mouvements qui se manifeste surtout au bras gauche, quand la malade doit toucher le lobule du nez avec l'index.

Troubles de la locomotion. — La malade avance à petits pas en regardant toujours ses pieds. Le pied droit est levé plus haut que le gauche; elle frappe le sol avec le talon d'abord, puis les pieds s'appuient dans toute leur étendue après une série d'oscillations latérales. L'extrémité des pieds s'écarte considérablement de la ligne médiane, le pied droit principalement, et on peut très dificilement contraindre la malade à avancer les pieds parallèlement ; encore ceci ne peut-il se faire que les yeux ouverts, en exigeant qu'elle prête la plus grande attention.

Si on la fait marcher pieds nus, on constate que, dans le mouvement, les orteils droits sont en extension forcée, le pouce principalement; à gauche la position des orteils est normale.

Troubles de la station. — Les pieds légèrement écartés et les yeux ouverts, la malade peut rester debout quelques secondes, mais son corps fait des oscillations très prononcées; les yeux fermés, la chute est immédiate.

Quand elle veut s'asseoir, elle tombe brusquement sur la chaise;

l'acte de se relever est absolument impossible, elle tombe en avant, en arrière ou latéralement.

La mise en marche n'a lieu qu'après une série d'oscillations du corps.

Troubles de la préhension et de l'écriture. — La malade présente quelques hésitations quand elle veut prendre un objet avec la main droite. Lorsqu'elle écrit, les lettres sont inégales, plus ou moins écartées et orientées très différemment les unes des autres.

OBSERVATION III

Caud... (Marie), 44 ans, employée de commerce, entrée le 20 octobre 1896 à la Salpêtrière, salle Broca, lit n° 10.

Antécédents. — Son père est mort à 65 ans des suites d'un accident de chemin de fer; sa mère est morte subitement à 60 ans; une sœur est morte à 15 ans pendant une fièvre typhoïde; il reste deux frères et une sœur bien portants.

Il n'y a pas de maladies nerveuses dans la famille. La malade est l'aînée; réglée à 17 ans, elle l'a toujours été régulièrement; vers 18 ans, elle eut une bronchite qui dura plusieurs semaines. Elle affirme n'avoir pas eu la syphilis, cependant on relève des laryngites et des angines fréquentes, elle a eu des céphalées très tenaces; à 25 ans, elle a présenté un état anémique au cours duquel elle a perdu les cheveux; on note enfin une fausse couche de trois mois.

Début de la maladie. — Celle-ci a commencé par des modifications de la vue, « des brouillards devant les yeux »; elle n'a pas présenté de diplopie.

Survinrent des crises fréquentes de diarrhée, des envies d'uriner et même de l'incontinence avec anesthésie du canal. A cette époque elle éprouve des douleurs dans les deux jambes, se produisant principalement vers les quatre heures du soir et durant jusqu'au lendemain ; ces douleurs à caractère fulgurant empêchaient souvent le sommeil, elle a ressenti également des douleurs en ceinture.

Pendant que ces phénomènes s'accentuaient, les jambes devinrent plus faibles; il lui arrivait de tomber quand elle voulait se lever; dans l'obscurité la marche était difficile.

A son entrée à la Salpêtrière, la marche étant devenue impossible, elle fut soignée par la suspension. Elle en éprouva un certain soulagement, mais les crises de diarrhée persistèrent et la marche ne s'améliora pas sensiblement.

Etat actuel. — L'état général est satisfaisant, elle éprouve quelques palpitations du cœur sans lésion organique constatable à l'auscultation ; il n'y a rien du côté des vaisseaux, le pouls bat 80 pulsations, l'artère radiale est souple.

Pas de troubles gastriques ni laryngés. Il reste des envies fréquentes d'uriner et l'anesthésie du canal persiste; rien d'anormal dans les urines, les règles sont toujours régulières.

L'œil gauche converge difficilement, il y a une légère inégalité pupillaire ; la droite est plus large que la gauche, signe d'Argyll Robertson. A l'ophtalmoscope, on constate une atrophie des nerfs optiques, plus accentuée à gauche, l'œil de ce côté est complètement amaurotique. — Myopie à droite, 4 dioptries environ, acuité visuelle 1/3. Quand on provoque des mouvements d'abduction, on constate qu'il existe quelques oscillations lentes, pas de dyschromatopsie. La mesure du champ visuel de l'œil droit permet d'établir le schéma suivant.

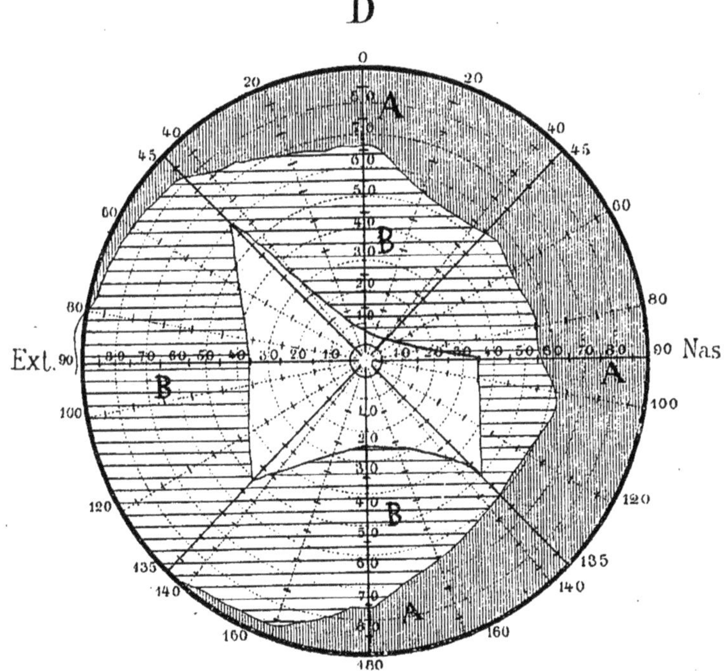

Fig. 5. — Schéma du champ visuel.
AA.— Champ visuel normal.
BB.— Champ visuel tabétique.

Les réflexes du coude, du poignet, du genou et de l'articulation tibio-tarsienne sont abolis. Le réflexe plantaire a lieu en flexion, il n'y a pas de trépidation spinale.

La force musculaire est partout conservée ; au dynamomètre elle amène 18 kilogr. à droite et 13 à gauche.

La malade ressent encore des douleurs dans les genoux, la région inguinale des deux côtés, les régions lombaire et scapulaire. Ces douleurs irradient le long de la cuisse, il y a aussi des douleurs en hémiceinture du côté droit; les crises reviennent environ tous les trois jours et durent trente-six heures. Pendant les règles elle a des douleurs sourdes dans la région ovarienne et dans les parties du thorax jusqu'à la ceinture.

1. — Sensibilité objective superficielle (*Planche III*).

I. Tact. — *A. Face antérieure.* — Anesthésie aux membres inférieurs, montant à gauche sur le tronc dans la ligne mamillaire; elle rejoint dans l'aisselle une zone d'anesthésie, comprenant tout le territoire d'innervation du nerf cubital.

B. Face postérieure. — Anesthésie depuis les pieds jusqu'à la région sacrée; la sensation tactile est toutefois conservée sur une bande large de trois travers de doigt, s'étendant du genou au cou-de-pied. Au-dessus des fesses monte une bande transversale d'anesthésie allant jusqu'à l'aisselle gauche, où elle rejoint l'anesthésie cubitale décrite.

II. Douleur. — *A. Face antérieure.* — Hypoalgésie dans tout le bord interne du bras gauche et au-dessus du genou gauche. Hyperalgésie à la tête, au tronc, aux membres supérieurs, et à la cuisse gauche dans une petite zone à la face antéro-interne. Hyperalgésie en bande à la face externe de la jambe gauche jusqu'au dernier orteil, et au pied droit à la base du gros orteil.

B. Face postérieure. — Analgésie aux deux faces plantaires; hypoalgésie au tronc dans le même territoire que l'anesthésie. Hyperalgésie à la tête, aux bras et au tronc.

III. Température. — *A. Face antérieure.* — Thermohyperesthésie à tout le corps sauf aux pieds. Hyperesthésie au froid descendant plus bas que l'hyperesthésie au chaud à la jambe droite.

B. Face postérieure. — Thermo-hyperesthésie à tout le tronc, à la tête, aux bras. Hyperesthésie à la chaleur aux membres inférieurs.

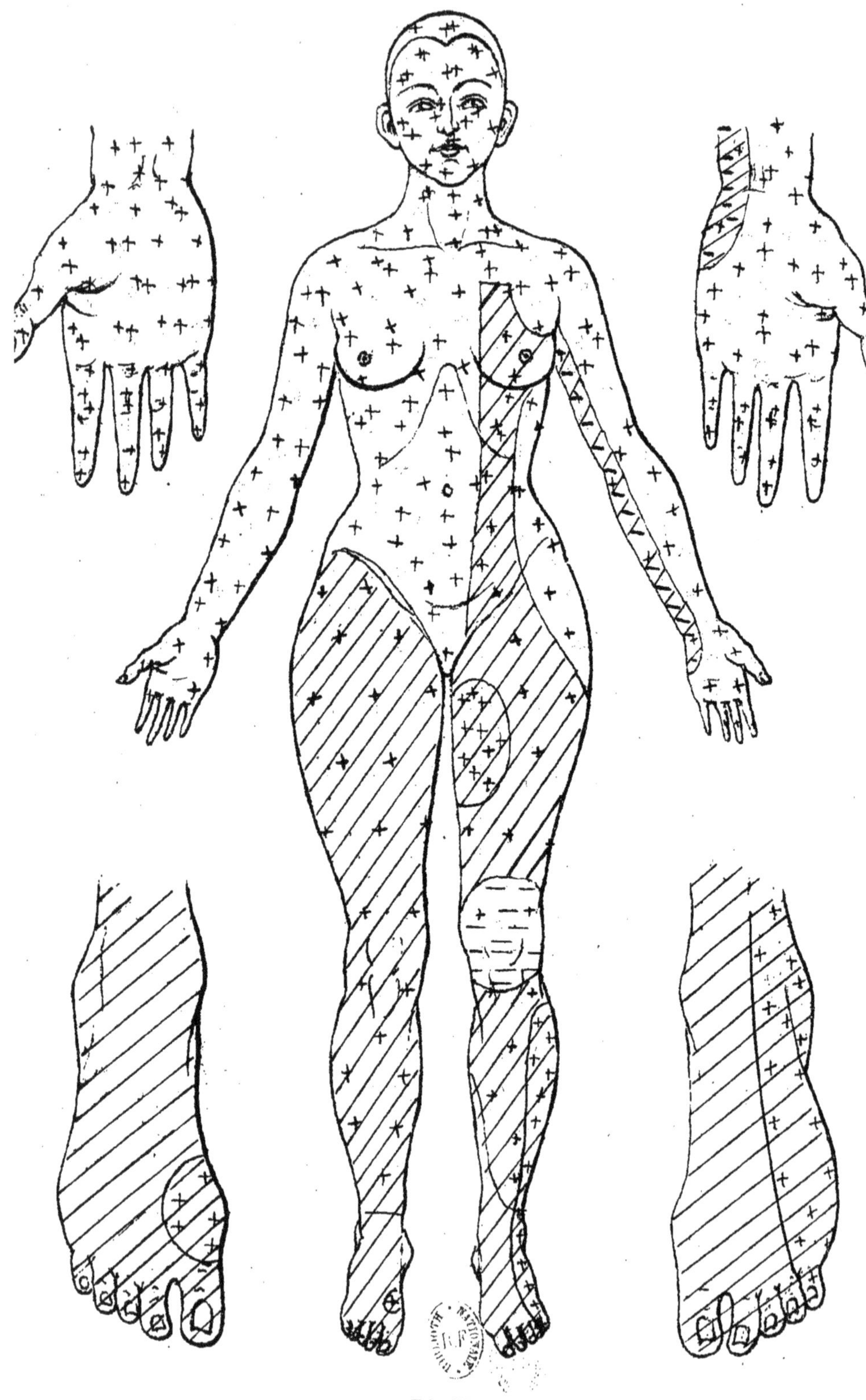

Pl. III

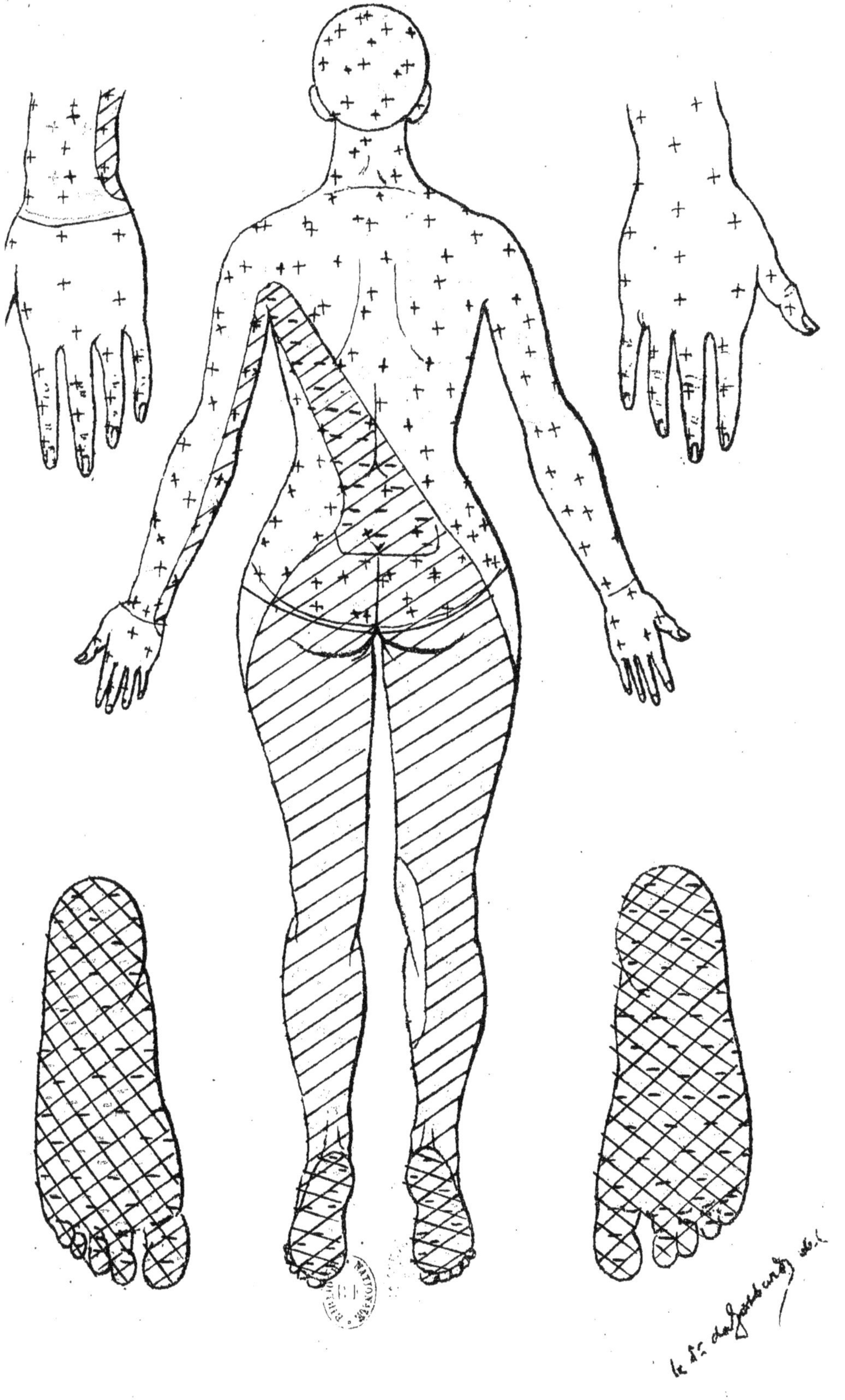

2. — Sensibilité objective profonde

La recherche de la sensibilité profonde par la mobilisation des divers segments des membres fait constater que la malade n'a pas conscience des mouvements imprimés aux orteils. A droite, l'extension forcée du pied est confondue avec la flexion, les mouvements de latéralité ne sont pas perçus. A gauche, tous les mouvements font l'effet de tiraillements et de torsion; encore localise-t-elle ces sensations aux genoux. Les mouvements de l'articulation du genou sont bien ressentis. Quant à ceux de la hanche du côté droit, l'élévation et l'abaissement sont perçus; les petits mouvements sont même appréciés avec exagération; ainsi, alors que le talon n'est qu'à 5 cm. du lit, la malade croit que sa jambe est à angle droit avec le bassin. La sensation d'écartement n'est pas distinguée de celle d'élévation.

A gauche, jusqu'à un angle de 70° environ, elle n'a qu'une notion vague des mouvements imprimés; au-dessus, la perception existe et paraît due aux tiraillements des muscles de la partie externe de la hanche.

Pas de troubles de la sensibilité profonde dans les membres supérieurs.

Pas de troubles trophiques non plus dans les articulations. La flexibilité du pied droit est plus grande.

On peut amener facilement le bord externe des deux pieds jusqu'au plan du lit. Dans la flexion extrême du genou, on mesure 1 cm. du talon à la fesse des deux côtés; l'écartement du membre dans cette position amène facilement le genou en contact avec le lit. Dans l'extension forcée du genou on mesure 5 cm. à droite et 6 cm. à gacuhe entre le talon et le plan du lit. Dans la flexion passive de la jambe étendue, celle-ci peut être amenée jusqu'à former avec le tronc un angle de 92° à droite et de 135° à gauche.

La malade a conservé la notion de poids.

La perception stéréognostique est conservée.

La sensation de la nature du sol est perdue, il lui semble marcher sur des balles en caoutchouc.

La notion de position a disparu, elle dit perdre les jambes dans son lit.

3. — Phénomènes ataxiques

Elévation de la jambe gauche. Les yeux étant ouverts, la malade élève la jambe jusqu'à faire un angle de 100° environ; à ce point, ont lieu des oscillations à droite et à gauche qui subsistent dans l'abaissement.

Les yeux fermés, la jambe s'élève au même degré, mais après une série de mouvements ascendants et descendants; elle dévie du côté interne.

Elévation de la jambe droite. Les oscillations sont aussi prononcées, les yeux étant ouverts, mais, les yeux fermés, l'ataxie est beaucoup plus accentuée.

Si l'on commande à la malade de toucher le genou droit avec le talon gauche, celui-ci plane avant d'arriver au but. Le gros orteil est en flexion et écarté des autres qui sont en extension. Lorsque les yeux sont fermés, la difficulté est la même, mais le talon ne reste pas en contact avec le genou. Dans le même mouvement exécuté avec le talon droit et le genou gauche, le talon ne peut pas rester en place, même avec les yeux ouverts.

Le toucher des orteils droits avec le talon gauche s'effectue après quelques oscillations, mais il est plus difficile si les yeux sont fermés.

Le toucher des orteils gauches avec le talon droit se réalise plus difficilement.

La malade, couchée sur le ventre, ne peut lever les jambes sans de grands efforts. Elles tendent à s'incliner à gauche, elles retombent en même temps.

Il n'y a pas d'ataxie aux membres supérieurs.

Troubles de la locomotion. — La malade peut marcher avec une canne, et en s'appuyant aux objets environnants. Elle talonne avant d'appuyer le pied entièrement. Les pieds étant écartés comme dans un pas normal, le corps est animé d'oscillations dans le sens antéro-postérieur et les pieds se relèvent tantôt de l'extrémité, tantôt du talon. Dans la marche, la jambe gauche est jetée plus brusquement que la droite.

Si on fait marcher les pieds nus, les orteils sont en extension forcée, le pouce très écarté des autres doigts, surtout pour le pied droit.

Les yeux fermés, la marche est absolument impossible.

Troubles de la station. — Dans la station debout, la jambe gauche se met en extension forcée, formant un arc de cercle à concavité antérieure très prononcée. Les pieds étant un peu écartés, la station est possible avec des oscillations antéro-postérieures. Si l'on fait rapprocher les talons, celles-ci prennent une amplitude très considérable. Si les yeux sont fermés, la chute a lieu immédiatement.

L'action de s'asseoir a lieu brusquement, la malade se lève à la façon d'un ressort.

La mise en marche se fait assez facilement.

Il n'y a pas de troubles dans la préhension et l'écriture.

OBSERVATION IV

Bas... (Louise), 60 ans, lingère, entrée le 18 octobre 1898 à la Salpêtrière. Salle Duchenne de Boulogne, lit n° 14.

Antécédents. — Le père est mort à 84 ans; la mère est morte du choléra en 1849, à 32 ans.

Elle a un frère bien portant, un autre est mort à 28 mois.

Il n'y a pas de maladie nerveuse dans la famille.

Réglée à 14 ans, elle l'a toujours été régulièrement jusqu'à 52 ans.

Mariée à 25 ans; son mari, de bonne santé habituelle, est mort à 27 ans du charbon.

Elle a eu deux enfants : un fils qui est en bonne santé, et une fille qui est atteinte de la maladie de Basedow.

Au dire de la malade, elle n'aurait pas eu la syphilis; dans les commémoratifs on ne relève aucune trace de cette infection.

Début de la maladie. — Il y a 8 ans, en 1891, elle ressent des douleurs en ceinture, et 4 ans après seulement, des douleurs fulgurantes dans les jambes.

La gêne de la marche a débuté à ce moment, mais elle n'en a pas moins continué à travailler. Depuis cette époque, et très rapidement, la marche est devenue impossible, surtout dans l'obscurité, par suite d'une sensation de fourmillement dans les pieds, accompagnée de perte de la sensation du contact avec le sol.

Il y a trois ans, étaient survenus des troubles vésicaux, consistant en envies fréquentes d'uriner; jamais il n'y a eu d'incontinence.

Il y a deux ans, la vue était devenue trouble, il y a même eu de la diplopie qui a cessé depuis un an.

A son entrée à la Salpêtrière, elle ne pouvait marcher sans se tenir aux meubles; on la soumet à quelques exercices au lit.

Etat actuel. — La malade a l'aspect fatigué, la peau est sèche et ridée, l'amaigrissement est manifeste.

Sans avoir eu jamais de troubles gastriques, elle a de l'anorexie assez prononcée, elle est soumise à des crises de diarrhée difficiles à maîtriser.

Il n'existe pas de symptômes laryngés.

L'auscultation des poumons ne décèle rien de spécial.

Le cœur présente des battements sourds et précipités, le rythme se rapproche du rythme fœtal. Les artères ne sont pas dures; le pouls est mou, parfois irrégulier, il bat 112.

La recherche de la sensibilité cutanée aux différents modes provoque des éruptions variées, indices de troubles vaso-moteurs.

Les fonctions vésicales sont normales, il n'y a pas d'anesthésie du sphincter. L'examen des urines ne révèle rien de spécial.

L'examen des yeux montre que les pupilles sont égales, elles réagissent aux distances, mais le réflexe lumineux est perdu. A l'ophtalmoscope, le nerf optique est décoloré à droite. L'acuité visuelle est normale, il n'y a ni diplopie, ni dyschromatopsie ; on remarque un peu de nystagmus rotatoire.

Le reflexe du coude est conservé à gauche ; à droite, il est très affaibli ; ceux du genou et du talon sont abolis. La recherche du réflexe plantaire provoque une sensation de brûlure sans donner de mouvements bien nets des orteils.

Pas de trépidation spinale, il n'y a pas d'atrophie des muscles, leur force est conservée partout; le dynamomètre donne 18 kilog. à droite et 16 à gauche.

Actuellement, la malade a des douleurs dans le bord externe du pied droit, surtout dans les deux derniers orteils; elles remontent le long de la hanche et jusqu'à la colonne vertébrale; elles sont fulgurantes.

La malade éprouve dans les doigts, surtout à la main gauche, une sensation d'engourdissement.

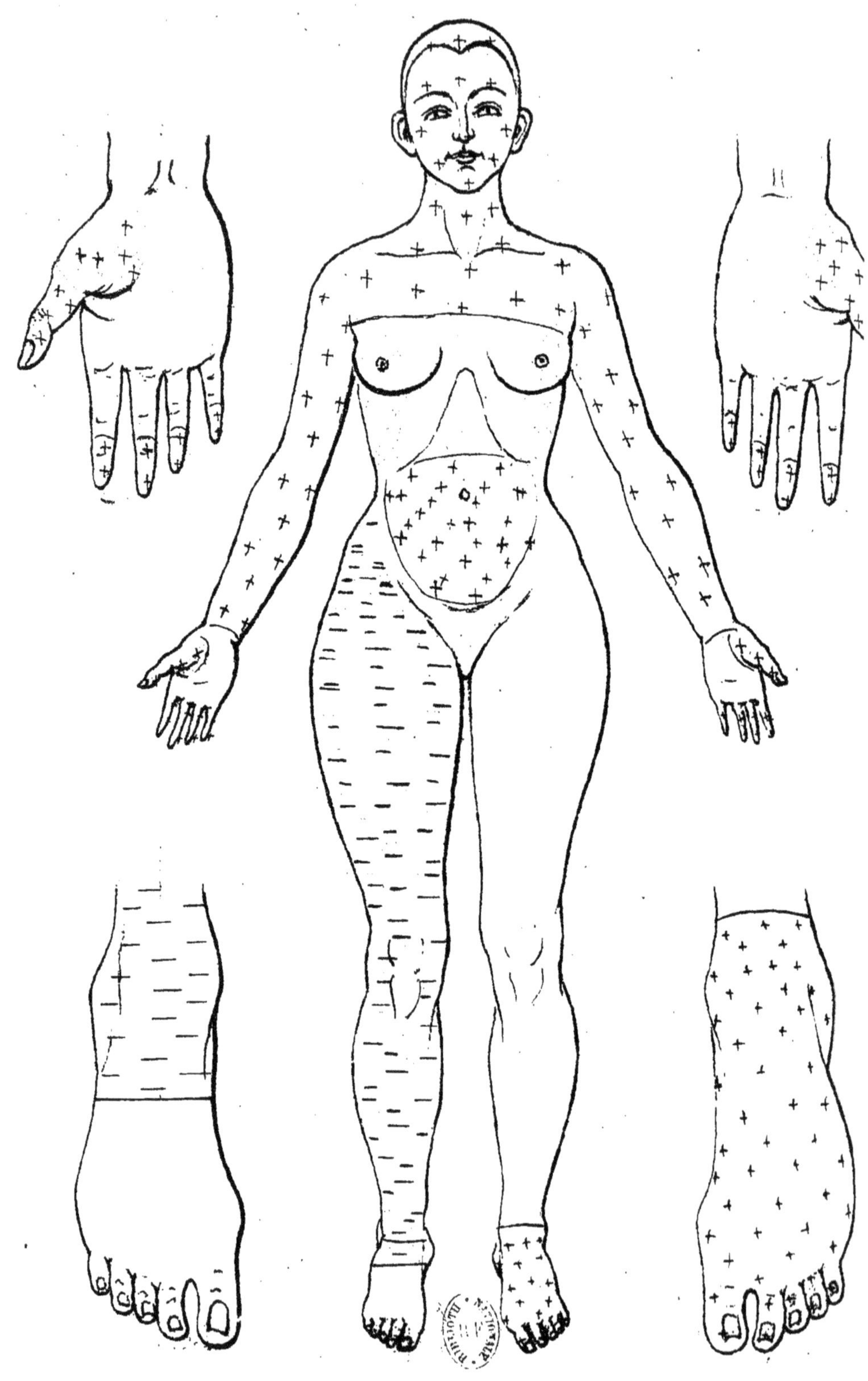

Pl. IV

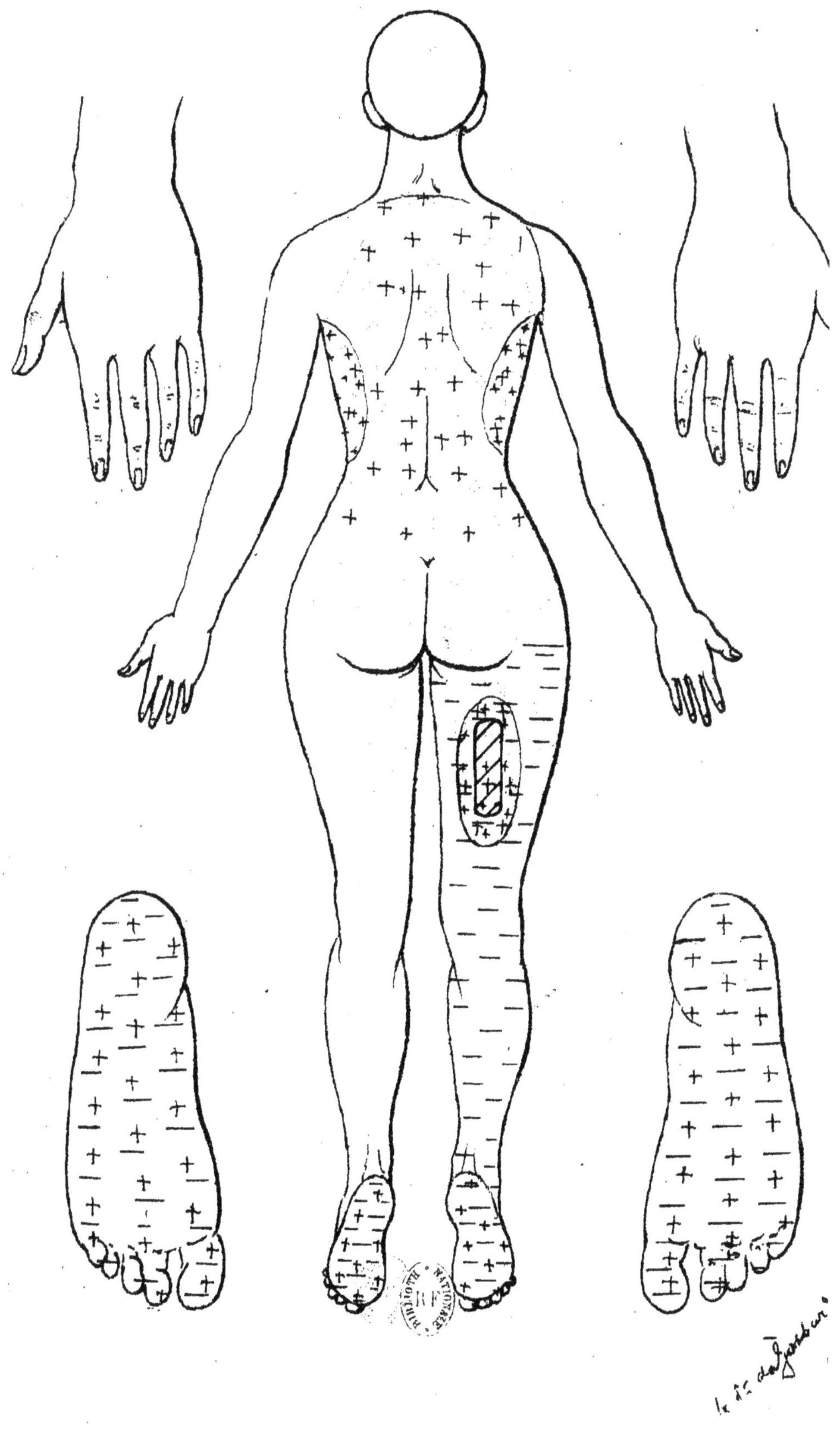

La région lombaire est vaguement douloureuse.

1. — Sensibilité objective superficielle *(Planche IV).*

I. Tact. — *A. Face antérieure.* — Hypoesthésie à la jambe droite depuis l'articulation tibio-tarsienne jusqu'au pli inguinal.

B. Face postérieure — L'hypoesthésie existe aux plantes des pieds et à la jambe droite jusqu'au pli fessier. Cet amoindrissement dans la perception du tact devient de l'anesthésie absolue à la cuisse dans une bande étroite, située sur la ligne médiane au-dessous du pli fessier, qui se prolonge jusqu'à la moitié de ce segment de membre.

II. Douleur. — *A. Face antérieure.* — Hyperesthésie dans la région ombilicale aux bras, à la face, au cou et à la partie supérieure du thorax jusqu'à une ligne passant par les creux axillaires. L'extrémité des doigts et les éminences thénar présentent une hyperesthésie plus prononcée.

B. Face postérieure. — Hyperalgésie aux plantes des pieds et à la cuisse.

Dans la zone d'anesthésie; elle s'étend à tout le thorax à partir de la région lombaire.

III. Température. — *A. Face antérieure.* — Thermohypoesthésie depuis l'articulation du pied jusqu'au pli inguinal; hyperesthésie au froid dans la région ombilicale et au pied gauche; hyperesthésie à la chaleur dans une bande s'étendant de la ligne bi-axillaire à la ceinture et aux éminences thénar.

B. Face postérieure. — Hyperesthésie à la chaleur dans toute l'étendue du tronc et jusqu'à une ligne passant par le milieu des deux cuisses; hyperesthésie au froid dans une bande s'étendant de la ligne bi-axillaire à la ceinture, et à la cuisse dans la même zone où l'on trouve de l'hyperalgésie.

2. — Sensibilité objective profonde

La recherche de cette sensibilité fait constater les modifications suivantes :

Les mouvements imprimés aux orteils sont assez bien perçus, ceux de l'articulation tibio-tarsienne sont moins nettement indiqués et la flexion est souvent prise pour l'extension.

A gauche, les mouvements sont bien sentis, à droite la flexion est confondue avec l'élévation.

Les mouvements de la jambe sur le bassin sont assez vaguement perçus ; à gauche l'élévation de la jambe est mieux sentie que l'abaissement ; la notion des mouvements déliés n'existe pas au-dessous d'un angle de 45°. A droite au-dessous de cet angle ils sont confondus.

Aux membres supérieurs la sensibilité profonde est intacte.

Il n'y a pas d'arthropathie. La flexibilité du pied est plus prononcée à gauche qu'à droite ; dans la flexion latérale forcée le bord externe du pied arrive à toucher le plan du lit. Dans la flexion extrême du genou le talon est séparé de la fesse par 3 cm à gauche et 0.cm. 5 à droite ; l'écartement du genou en flexion l'amène à toucher le plan du lit des deux côtés ; dans l'extension forcée la distance du talon au lit est de 5 cm. à gauche et de 6 cm. à droite. La flexion passive de la jambe sur le bassin se mesure par un angle de 85° environ des deux côtés.

L'appréciation des poids et de la forme des objets est normale, la malade a conscience de la nature du sol, la notion de position des membres est intacte.

3. — Phénomènes ataxiques.

Elévation de la jambe droite. — Les yeux étant ouverts, elle s'incline légèrement au dehors ; les yeux fermés l'inclinaison a lieu en dedans et d'une manière plus prononcée.

Les phénomènes sont les mêmes pour la jambe gauche, mais moins accentués.

Si on commande de toucher le genou droit avec le talon gauche, celui-ci plane d'abord et se fixe assez bien sur le genou ; les yeux fermés, le mouvement se fait aussi, mais avec des oscillations plus prononcées. Dans le mouvement symétrique, il n'y a de différence sensible qu'avec les yeux fermés ; dans ce cas, la malade cherche assez longtemps, de droite et de gauche, avant d'atteindre le genou où le talon reste fixé difficilement. Le toucher des orteils droits avec le talon gauche et le mouvement symétrique se font avec quelques oscillations, que les yeux soient ouverts ou fermés.

La malade étant couchée sur le ventre, dans le mouvement de flexion du genou, la jambe droite reste dans la ligne verticale, la jambe gauche s'incline un peu en dehors. Dans le mouvement d'abaissement, la jambe gauche tombe après la droite.

Aux membres supérieurs, existe un très léger degré d'ataxie, décelable seulement dans les mouvements exécutés les yeux fermés.

Si l'on fait étendre les bras et écarter les doigts, on constate un faible tremblement des mains.

Troubles de la locomotion. — La malade marche seule les jambes écartées ; les pieds se détachent difficilement du sol, le genou se plie peu, les pas sont très petits, le bout du pied se pose le premier et les mouvements sont plus brusques du côté droit.

Si la marche a lieu, pieds nus, à gauche le gros orteil est en extension extrême ; les yeux étant fermés, la marche ne se fait plus que d'une façon très mal assurée.

Troubles de la station. — Les pieds écartés, la malade peut se tenir debout, mais il se produit des oscillations du bassin qui s'exagèrent en faisant fermer les yeux.

Elle se lève et s'assied péniblement.

Il n'y a pas de troubles dans la préhension et l'écriture.

OBSERVATION V

Caub... (Honorine), 47 ans, couturière ; entrée le 18 avril 1896 à la Salpêtrière. — Salle Lœnnec, lit n° 18.

Antécédents. — Son père est mort subitement à 55 ans, sa mère est âgée de 76 ans, elle a une bronchite chronique. Ses deux frères et ses trois sœurs sont bien portants.

Rien à signaler dans l'enfance. Réglée à 11 ans elle l'est encore régulièrement. Elle est mariée, son mari est bien portant ; elle a eu un enfant qui est mort de la coqueluche à 3 ans 1/2 ; on ne relève aucun stigmate de syphilis.

Début de la maladie. — Il y a quatre ans, en 1895, elle éprouve des douleurs fulgurantes très intenses. Rapidement, en deux mois, la marche est devenue difficile, et pour piquer à la machine, elle devait fixer ses pieds sur la pédale ; elle avait tendu des cordes dans sa chambre pour éviter des chutes.

Après différents séjours à Bichat, à l'Hôtel-Dieu, à Lariboisière, la malade entra à la Salpêtrière il y a deux ans : à ce moment la marche était impossible, les jambes sautant dans tous les sens, elle aurait eu des crises laryngées.

Depuis le commencement de la maladie, elle dit voir trouble et elle a eu de la diplopie. Au début également elle aurait eu de l'incontinence d'urine et des matières avec de l'anesthésie des sphincters.

Depuis son entrée à la Salpêtrière, il s'est déclaré de la rétention de l'urine qui a nécessité des sondages et qui persiste encore, mais à un degré moindre, la malade parvenant à uriner seule. Elle a éprouvé des troubles gastriques revenant par crises dans lesquelles ont lieu des vomissements après de grands efforts.

Elle a été traitée par le nitrate d'argent, l'iodure de potassium, l'hydrothérapie, et quelque temps par la méthode de Fraenkel.

Etat actuel. — L'état général est bon, il n'y a pas de troubles de l'appareil digestif, l'appétit est seulement un peu diminué.

Rien aux poumons; le cœur bat normalement, le deuxième temps à la base est éclatant, le pouls bat 96, l'artère radiale est un peu dure. Quelques troubles vasomoteurs sont décelés par l'apparition de rougeurs à l'exploration de la sensibilité.

A l'examen des yeux, on note de l'inégalité pupillaire, la pupille droite étant plus large que la gauche. Les réflexes sont normaux. A l'ophtalmoscope les nerfs optiques sont un peu décolorés dans leurs contours; l'acuité visuelle est normale, il n'y a pas de rétrécissement du champ de la vision; pas de diplopie, de dyschromatopsie, ni de nystagmus.

Les réflexes sont abolis aux membres supérieurs et inférieurs, le réflexe plantaire est en flexion, il n'y a pas de clonus.

Pas d'atrophie musculaire, la force est partout conservée, le dynamomètre marque à droite 22, à gauche 20.

Aujourd'hui les douleurs persistent dans l'espace compris entre le pied et l'articulation du genou; ces douleurs sont lancinantes, reviennent trois à quatre fois par semaine par crises durant environ un quart d'heure ou une demi-heure; il n'y a pas de douleurs en ceinture. Pendant les règles les douleurs sont plus vives.

1. — Sensibilité objective superficielle *(Planche V).*

I. Tact. — *A. Face antérieure.* — Anesthésie des deux membres inférieurs, remontant du pied jusqu'au pli inguinal.

B. Face postérieure. — Anesthésie jusqu'au pli fessier.

II. Douleur. — *A. Face antérieure.* — Analgésie remontant jusqu'à la moitié de la jambe droite, hyperalgésie aux membres supérieurs et au thorax jusqu'à la ligne biaxillaire.

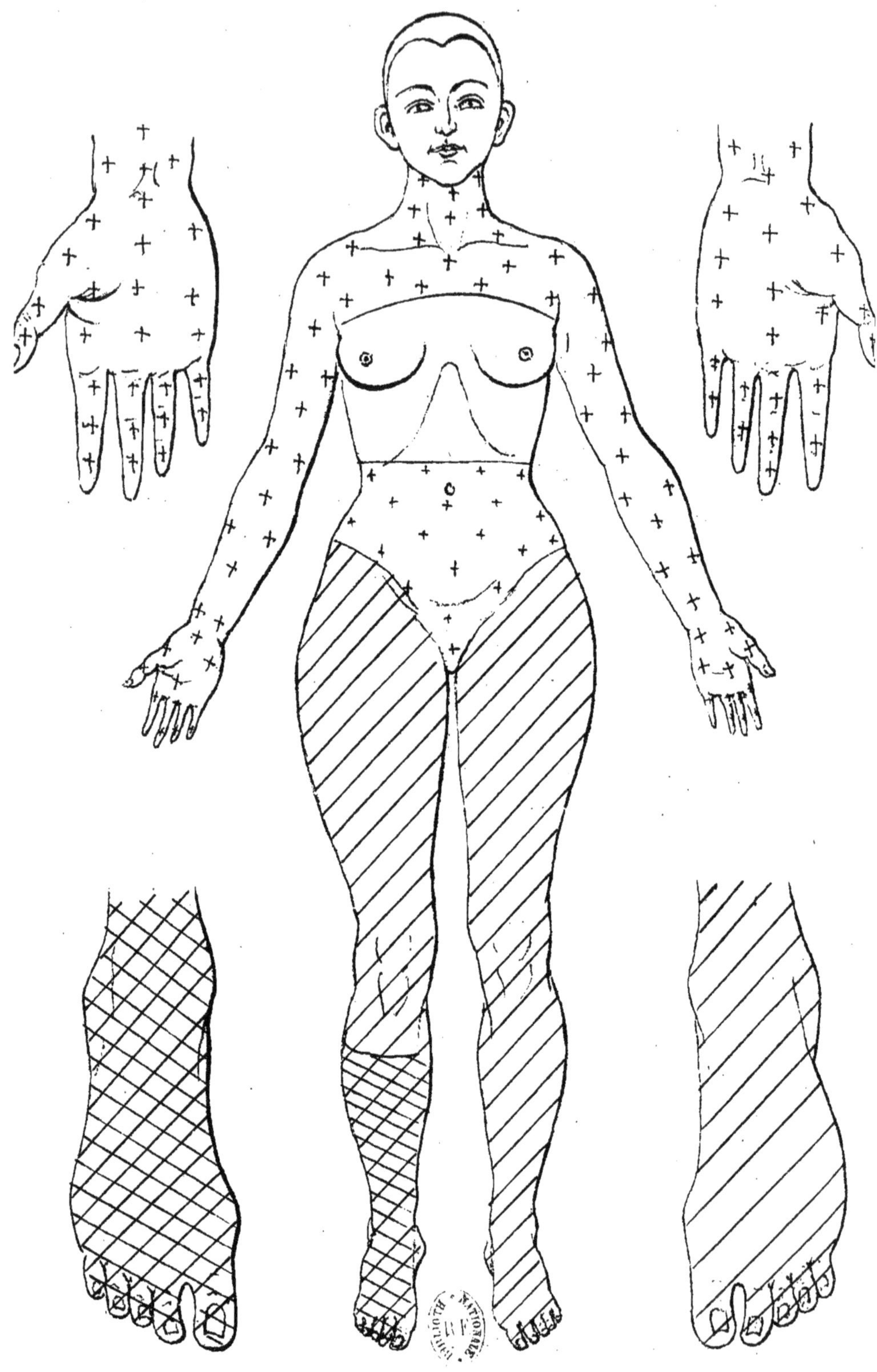

Pl. V

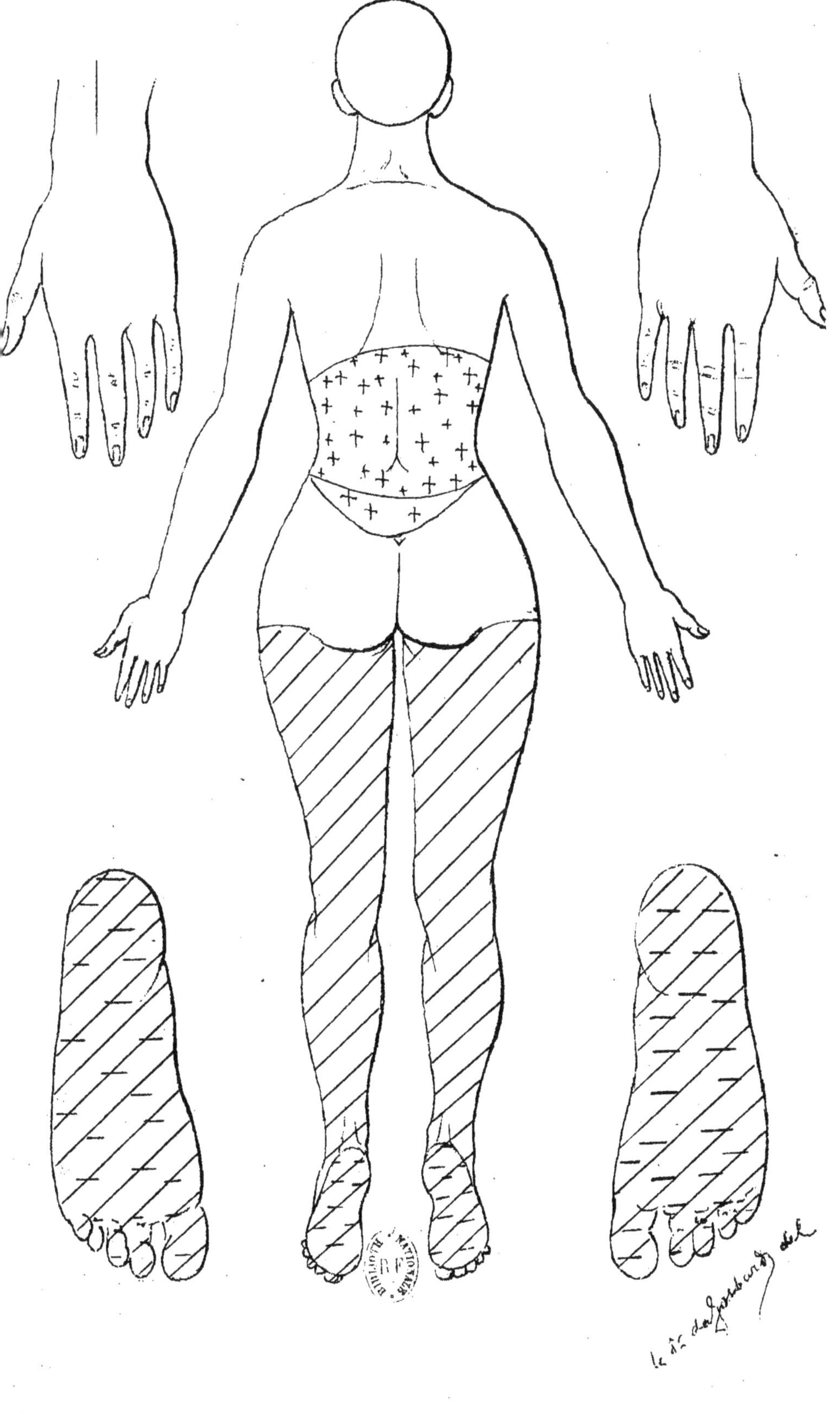

B. Face postérieure. — Hypoalgésie aux deux plantes des pieds et hyperalgésie en ceinture.

III. Température. — *A. Face antérieure.* — Hyperesthésie au froid, à l'abdomen.

B. Face postérieure. — Hypoesthésie au chaud à la plante du pied droit; hyperesthésie à la plante du pied gauche. Hyperesthésie à la chaleur, aux deux fesses, hyperesthésie au froid en ceinture.

2. — Sensibilité objective profonde.

La recherche de la sensibilité objective profonde est rendue difficile par ce fait que la malade, ayant les yeux fermés, la jambe droite s'anime de mouvements athétosiques; ces mouvements diminuent et cessent même complètement lorsqu'elle ouvre les yeux. Pendant ces mouvements involontaires, elle éprouve des sensations qui doivent être dues à la perception des contractions musculaires. Si on exerce, sans la mobiliser, une traction sur la jambe, et qu'on demande d'indiquer la position du membre, elle croit, par la résistance éprouvée, qu'il est élevé ou s'élève.

Au pied droit la flexion forcée du gros orteil est perçue comme une sensation de douleur; aux autres orteils les mouvements ne sont pas sentis. La malade perçoit les mouvements du pied, mais elle confond la flexion avec l'extension. Elle reconnaît difficilement la rotation du côté externe, mais ne peut indiquer la rotation interne.

Au pied gauche, les mouvements imprimés aux orteils ne sont pas perçus; ceux du pied sont sentis comme des tractions, mais la position ne peut être indiquée.

Les mouvements de flexion et d'extension des genoux ne sont pas reconnus.

La brusque élévation des jambes n'est pas perçue, mais l'abaissement est senti.

Aux membres supérieurs pas de modifications de la sensibilité profonde.

Il n'y a pas d'arthropathie. La flexibilité du pied est plus grande à droite. Dans la flexion forcée le bord externe du pied touche latéralement des deux côtés le plan du lit. Dans la flexion extrême du genou, on mesure entre le talon et la fesse 3 cm. à droite et 4 cm. à gauche; le genou fléchi est amené sans peine latéralement jusqu'au plan du lit. Dans l'extension forcée du genou, on mesure entre le talon et le lit 4 cm. à droite et 5 cm. à gauche. L'élévation passive de la jambe met facilement la face antérieure de celle-ci en contact avec le thorax.

La malade a conservé la notion du poids, elle perçoit une différence entre 20 et 25 grammes.

Les yeux fermés, elle perçoit par le toucher la forme des objets. La sensation du sol n'est pas nette, il lui semble marcher sur un matelas. La notion de position est abolie, elle perd les jambes dans le lit.

3. — Phénomènes ataxiques

Elévation de la jambe droite : les yeux étant ouverts, la jambe s'incline du côté interne ; en retombant, la jambe présente des oscillations latérales assez prononcées. Les yeux fermés, les oscillations sont plus accentuées, et la jambe tombe sur l'autre.

Elévation de la jambe gauche : les yeux étant ouverts, les oscillations sont beaucoup moins prononcées dans l'élévation que dans l'abaissement, et la jambe retombe sur l'autre. Les yeux fermés, les oscillations sont très prononcées.

Si l'on commande de toucher le genou gauche avec le talon droit, elle y arrive après quelques mouvements latéraux ; les yeux fermés, la malade ne peut y arriver.

Le même mouvement effectué avec l'autre jambe, si les yeux sont ouverts, se fait avec beaucoup plus de difficulté ; elle ne peut maintenir le talon en repos sur le genou. Les yeux fermés, les oscillations sont très amples et le talon vient toucher le côté interne de la jambe.

Le toucher des orteils gauches avec le talon droit se fait avec quelques mouvements latéraux, les yeux ouverts ou fermés.

Ce même mouvement avec la jambe gauche s'effectue assez bien, les yeux ouverts ; mais, les yeux fermés, elle touche le lit à 30 cm. plus loin.

La malade, couchée sur le ventre, plie les genoux difficilement, les jambes retombent en dedans l'une sur l'autre.

Il n'y a pas d'ataxie des membres supérieurs, mais seulement un peu de tremblement.

Troubles de la locomotion. — La malade marche en regardant ses pieds, elle semble les détacher difficilement du sol. Les jambes — particulièrement la gauche — sont lancées en avant et latéralement. Le talon retombe d'abord et le pied, une fois à plat, son extrémité se relève plusieurs fois, sans rester jamais complètement immobile. Ces mouvements, plus prononcés quand le pied droit est en avant, sont moins accentués lorsqu'il est en arrière, supportant le poids du corps.

Les yeux fermés, la marche est impossible.

Les pieds étant nus, on constate que le gros orteil du pied droit est en extension forcée, et très écarté des autres.

Troubles de la station. — Les pieds légèrement écartés et les yeux ouverts, la malade peut se tenir au moyen d'une série de petits mouvements; les yeux fermés, elle tombe. Elle ne peut se lever seule, et s'affaisse lourdement quand elle veut s'asseoir.

Troubles de la préhension. — Lorsque la malade veut prendre un objet, elle y arrive difficilement, après une série d'oscillations.

Troubles de l'écriture. — Les lettres sont de hauteurs différentes, séparées par des intervalles inégaux, et leur forme est très altérée.

OBSERVATION VI

Boit... (Elise), 49 ans, corsetière, entrée le 13 juillet 1897 à la Salpêtrière. — Salle Rayer, lit n° 3.

Antécédents. — Son père est mort à 63 ans accidentellement, sa mère est morte à 74 ans d'une affection pulmonaire aiguë.

Elle a eu cinq frères et sœurs; deux sont morts vraisemblablement de tuberculose pulmonaire; les trois qui vivent ont une bonne santé.

On ne relève pas de maladies nerveuses dans la famille.

Rien à signaler dans l'enfance. A 12 ans, fièvre typhoïde. Réglée à 13 ans, elle l'a toujours été régulièrement et elle l'est encore maintenant. Elle s'est mariée à 35 ans, son mari est mort à 67 ans. Elle a eu deux filles; l'une est bien portante, l'autre est morte à 24 ans, ayant présenté pendant 5 ans de grandes crises convulsives. La malade dit n'avoir jamais eu la syphilis; on ne relève pas de traces de cette infection.

Début de la maladie. — Celle-ci s'est manifestée, il y a 8 ans, par de la gêne dans les mouvements de la jambe gauche; elle a éprouvé en même temps de la diplopie qui a disparu après une quinzaine de jours. Un an après elle eut du ptôsis de la paupière gauche. Les troubles dans la jambe gauche sont restés à peu près stationnaires pendant 5 ans, sauf des périodes de 8 à 15 jours pendant lesquelles elle était obligée de s'arrêter, la malade continuait à marcher et à piquer à la machine; pendant tout ce temps, elle ressent des douleurs fulgurantes dans les genoux, les cuisses et les orteils, ainsi que des fourmillements dans les talons et la plante des pieds. Il y a trois ans, les mouvements de la jambe droite qui, jusque-là, étaient restés absolument normaux, se sont troublés à leur tour et, bientôt après, la marche est devenue impossible; depuis ce temps les douleurs fulgurantes ont diminué d'intensité; c'est dans ces conditions qu'elle est venue à l'hôpital le 13 juillet 1897. Depuis ce temps elle a subi 27 séances d'élongation à deux fois par semaine. Les troubles urinaires ont disparu. Elle a suivi également un traitement ioduré; enfin on lui a fait faire, mais sans suite, quelques exercices de rééducation.

Etat actuel. — Il est bon : aucun trouble des fonctions digestive, respiratoire, urinaire. Les règles viennent encore quoique moins régulières depuis deux mois; rien au cœur, l'artère radiale est souple, le pouls bat 90 à la minute. Du côté des yeux, on remarque de l'inégalité pupillaire, le réflexe lumineux est aboli, la pupille droite se contracte pour l'accommodation, tandis que la gauche, plus large, se dilate un peu. La paupière supérieure gauche est légèrement tombante. Acuité visuelle normale, pas de dyschromatopsie, pas de lésion du fond de l'œil.

Les réflexes sont abolis aux poignets, aux coudes, aux genoux, aux tendons d'Achille.

Les réflexes plantaires ont lieu en flexion.

Il n'y a pas de trépidation spinale.

La force musculaire est conservée; le dynamomètre marque 36 kilogr. à droite, et 25 kilogr. à gauche.

Les douleurs sont moins vives; elle ressent dans les seins, le gauche surtout, des sensations de fourmillement, d'arrachement que calme la compression de la région. Dans les pieds et les jambes, elle éprouve des douleurs constrictives que n'influence pas la venue des règles.

1. — **Sensibilité objective superficielle** *(Planche VI).*

I. — Tact. *A. Face antérieure.* — Anesthésie remontant jusqu'à

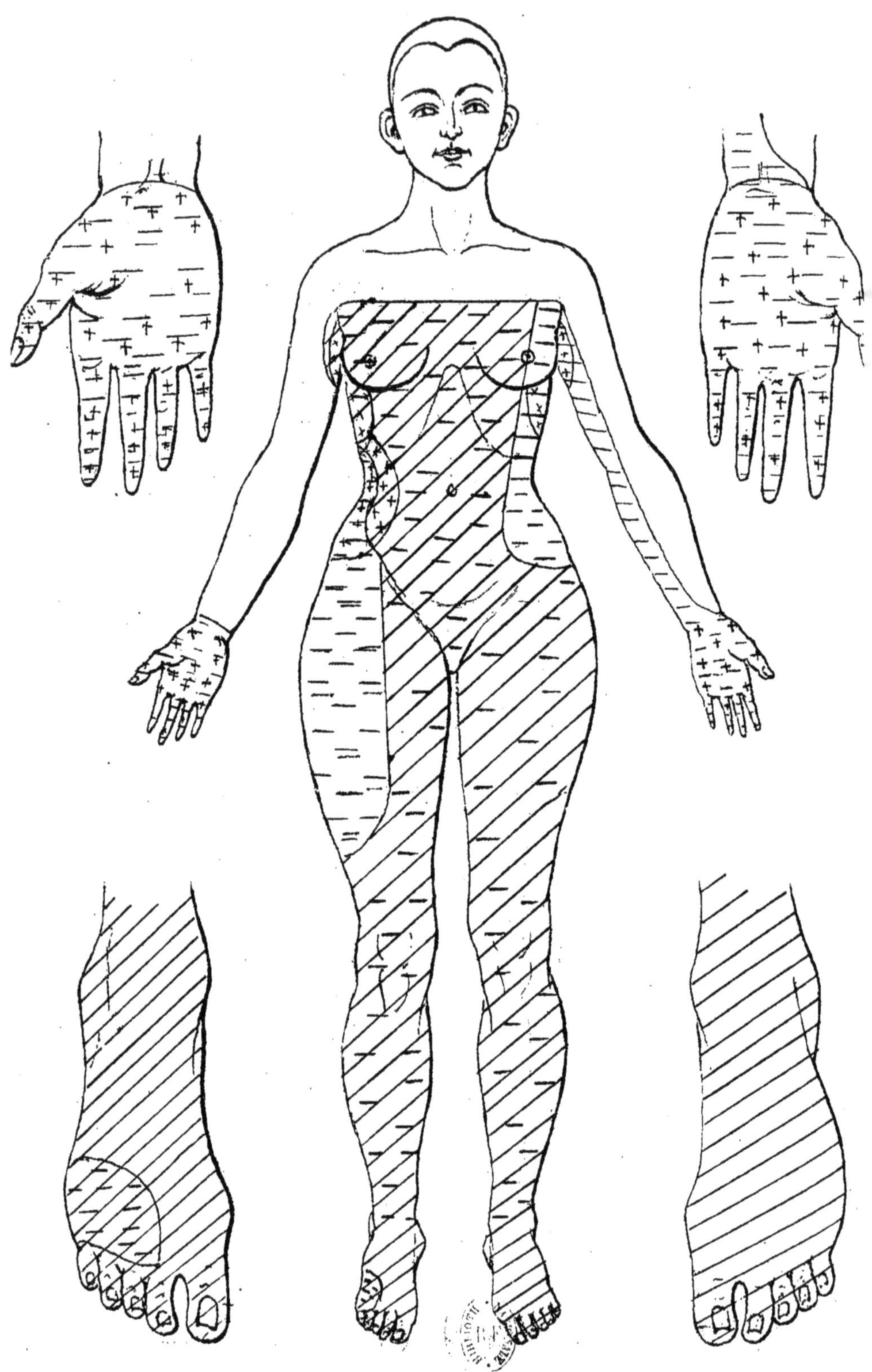

Pl. VI

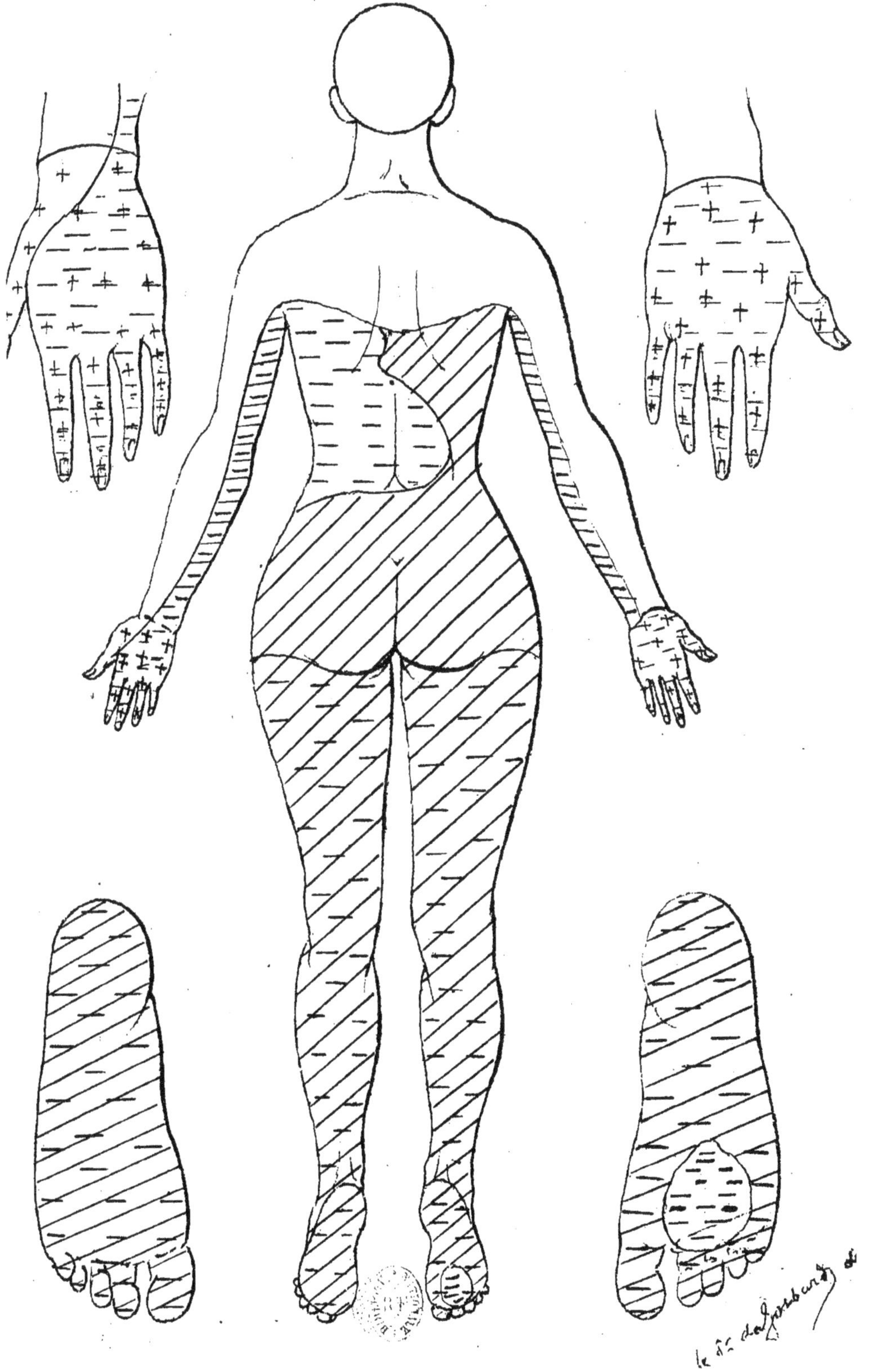

une ligne transversale, passant au-dessus des seins, s'étendant dans l'aisselle droite. Il y a cependant dans toute cette étendue des zones où la perception tactile existe, quoique très émoussée, comme aux flancs, à la face antéro-externe de la cuisse droite; à la face interne de la cuisse gauche, la perception est normale. Il y a de l'hypoesthésie dans la zone du cubital, au bras gauche, aux deux mains.

B. Face postérieure. — Anesthésie jusqu'à la ceinture, remontant du côté droit du tronc jusqu'à l'aisselle. Le tact est perçu très faiblement à la racine des orteils droits et dans une zone en ceinture remontant à gauche jusqu'à la ligne axillaire. On retrouve l'hypoesthésie cubitale qui s'étend à tous les doigts en respectant l'éminence thénar et le pouce de la main gauche.

II. — DOULEUR. — *A. Face antérieure.* — Hypoalgésie depuis l'articulation tibio-tarsienne jusqu'à la ligne bi-axillaire. L'aisselle droite est insensible, il y a une petite plaque d'hypoalgésie à la partie externe de la face supérieure du pied droit. Hyperalgésie au flanc droit et aux mains jusqu'à l'extrémité des doigts.

B. Face postérieure. — Hypoalgésie depuis les orteils jusqu'au pli fessier, et dans la zone cubitale jusqu'à l'articulation du poignet. Hyperalgésie aux mains jusqu'au bout des doigts.

Aux pieds, il y a un retard de la perception de 3″ à la face supérieure, de 4″ à la face plantaire, de 2″ aux orteils.

III. — TEMPÉRATURE. — *A. Face antérieure.* — A la chaleur, hypoesthésie aux jambes, à la face externe des cuisses et à la main droite; hyperesthésie à tout le tronc. Au froid, hyperesthésie dans les régions axillaires.

B. Face postérieure. — A la chaleur, hyperesthésie à la face interne des cuisses et aux fesses.

A la plante des pieds, la sensation de chaleur est perçue avec un retard de 3″.

2. — Sensibilité objective profonde.

Au pied droit, les mouvements des orteils ne sont pas perçus, la malade sent seulement qu'on la touche. A gauche, elle indique alternativement, pour les troisième, quatrième et cinquième orteils, la flexion pour l'extension et inversement; les mouvements des deux premiers orteils ne sont pas sentis. L'extension du pied des deux côtés n'est pas perçue; à droite, la flexion est très vaguement reconnue. La flexion du genou n'est accusée que dans les mouvements extrêmes à gauche; du côté droit, elle sent vaguement qu'on remue le membre, mais elle ne localise pas le mouvement. Si on élève la cuisse sur le bassin, la malade ne distingue pas le changement de position.

Aux membres supérieurs, à droite, elle indique mal le doigt touché; la flexion et l'extension du pouce sont confondues, les mouvements du poignet sont assez bien reconnus, ceux du coude et de l'épaule sont normalement perçus. A gauche, les mouvements peu étendus de l'épaule ne sont pas aussi nettement appréciés qu'à droite.

A gauche, les mouvements peu étendus de l'épaule ne sont pas aussi nettement appréciés qu'à droite.

Pas de troubles trophiques. La flexibilité du pied est plus grande à droite; dans la flexion latérale forcée, l'articulation du dernier orteil reste à 9 cm. du plan du lit à droite, à 11 cm. à gauche. Dans la flexion extrême du genou, la distance du talon à la fesse est de 10 cm. à droite et de 9 cm. 5 à gauche, l'écartement du genou dans cette position amène la tête du péroné à 5 cm. à gauche et à 2 cm. à droite du plan du lit; dans l'extension forcée du genou, on mesure entre le talon et le lit 6 cm. 5 à droite et 7 cm. à gauche. La flexion active de la jambe sur le bassin est mesurée par un angle de 80° à droite et de 85° à gauche; la flexion passive peut se faire jusqu'à un angle de 100° à droite et de 110° à gauche.

La notion de poids a totalement disparu.

La perception stéréognostique est également abolie.

La malade ne perçoit pas la nature du sol, il lui semble marcher sur du caoutchouc.

La notion de position existe encore, quoique faiblement, elle ne perd pas les jambes dans le lit.

3. — Phénomènes ataxiques.

Élévation de la jambe droite. Les yeux étant ouverts, petites oscillations à 60°; les yeux fermés, la jambe tend à tomber vers le côté externe.

Élévation de la jambe gauche. Les yeux ouverts, le mouvement s'exécute bien; les yeux fermés, la jambe tombe du côté externe.

Si l'on recommande de toucher le genou ou les orteils d'un côté avec le talon de l'autre jambe, le mouvement se fait régulièrement, les yeux fermés comme les yeux ouverts.

Aux membres supérieurs, la malade arrive à toucher le lobule du nez après quelques oscillations qui sont beaucoup plus prononcées à gauche qu'à droite.

Troubles de la locomotion. — La malade ne peut marcher seule, elle éprouve le phénomène de dérobement des jambes ; les genoux fléchissent brusquement et elle tombe. Elle cherche l'équilibre par des mouvements des bras et du tronc sans y parvenir. Elle talonne, le pied gauche s'élève plus haut que le droit ; les yeux fermés, elle ne peut faire un pas, même soutenue des deux côtés.

Troubles de la station. — Les genoux sont rentrés, les jambes et les cuisses forment un arc de cercle à concavité antérieure très prononcée. Les pieds écartés, elle se maintient debout, quelques secondes à peine, les genoux fléchissant immédiatement.

La malade ne peut se lever seule, même soutenue elle se lève avec un mouvement de ressort.

Troubles de la préhension. — Avec la main gauche, elle ne saisit les objets qu'après quelques légères oscillations, à droite le mouvement est normal.

Troubles de l'écriture. — Les lettres sont de tailles différentes, inégalement écartées. L'écriture est tremblée, les mots ne sont pas sur une ligne horizontale.

OBSERVATION VII

Sou... (Marie), 47 ans, ménagère, entrée le 10 août 1897 à la Salpêtrière. — Salle Cruveilhier, lit n° 4.

Antécédents. — Le père est mort à 72 ans, d'une fluxion de poitrine ; la mère est morte à 40 ans, un an après avoir accouché de sa fille.

Elle a cinq frères et deux sœurs, tous bien portants.

On ne relève pas de maladies nerveuses dans la famille.

Rien à signaler dans ses antécédents personnels.

Réglée à 15 ans, elle l'a toujours été régulièrement. A 29 ans, elle a eu une bronchite qui dura plusieurs mois. Au dire de la malade elle n'a jamais eu la syphilis ; dans les commémoratifs on ne trouve aucune trace de cette infection.

Début de la maladie. — Il y a quatre ans, la malade, âgée de 43 ans, éprouva de la faiblesse dans les deux jambes ; elle chancelait dans l'obscurité, la marche devint de plus en plus difficile. A ce moment elle ressentait de la gêne pour uriner, elle était obligée d'attendre, de faire des efforts pour provoquer la miction, elle eut en même temps quelques crises d'incontinence.

Il y a deux ans, sont survenues des douleurs fulgurantes, parcourant les jambes depuis le genou jusqu'aux orteils ; elles se produisaient principalement la nuit. Elle en eut aussi dans les bras.

Vers cette époque également, la vue devint moins bonne, mais il n'y eut pas de diplopie.

A son entrée dans le service de M. Raymond, la marche était devenue impossible.

Elle a suivi un traitement à l'iodure de potassium, puis elle a été soumise à l'élongation pendant dix mois : les douleurs ont considérablement diminué.

Etat actuel. — L'état général est assez satisfaisant : aucun trouble gastrique, constipation habituelle sans anesthésie du sphincter. Rien au larynx ni aux poumons. Pas de troubles cardiaques, l'artère radiale n'est pas dure ; le pouls est petit, il bat 94.

Du côté des capillaires, on observe des phénomènes vaso-moteurs assez spéciaux ; il y a du dermographisme et la trace d'un crayon fait apparaître sur la peau des raies rouges plus prononcées et plus rapidement visibles au thorax qu'aux jambes.

La recherche de la sensibilité à la piqûre, faite le soir, amène une éruption qui se présente le lendemain avec le caractère de papules, et bientôt se produisent de véritables soulèvements épidermiques dont la trace persiste encore quatre jours après.

Les troubles urinaires ont disparu, il n'y a plus d'insensibilité du canal : l'analyse de l'urine ne révèle rien de spécial.

Les règles ne viennent pas depuis deux mois.

Du côté des yeux, la malade n'a pas présenté de diplopie transitoire ; il y a une légère inégalité pupillaire, la convergence se fait bien. Les pupilles ne se contractent pas à la lumière, mais réagissent énergiquement à l'accommodation. Pas de dyschrômatopsie. Acuité visuelle : o. d. = 1/6 ; o. g. = 1. A l'ophtalmoscope décoloration grisâtre des nerfs optiques.

Les réflexes du poignet et du coude sont abolis des deux côtés, il en est de même du réflexe rotulien et de celui du tendon d'Achille

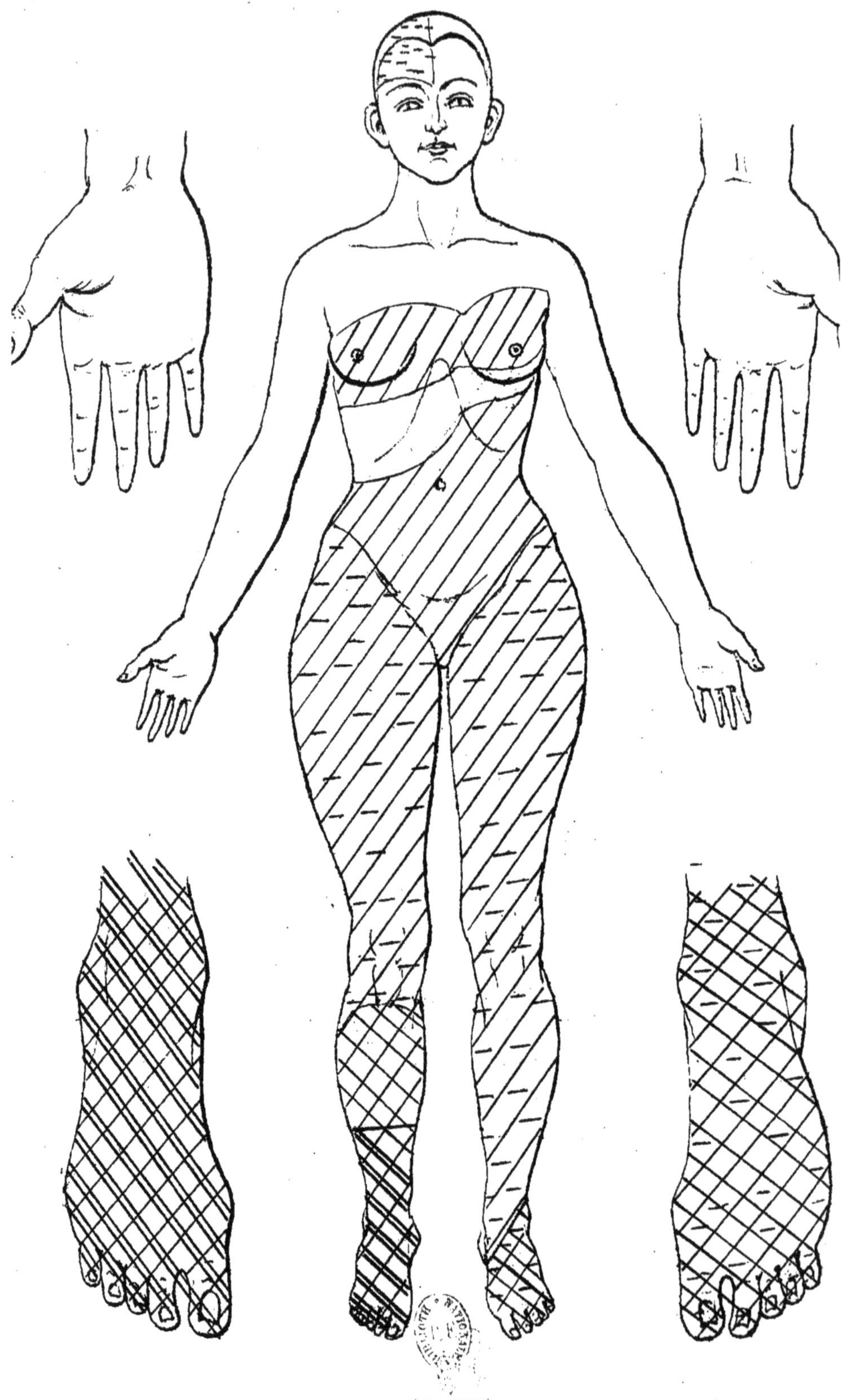

Pl. VII

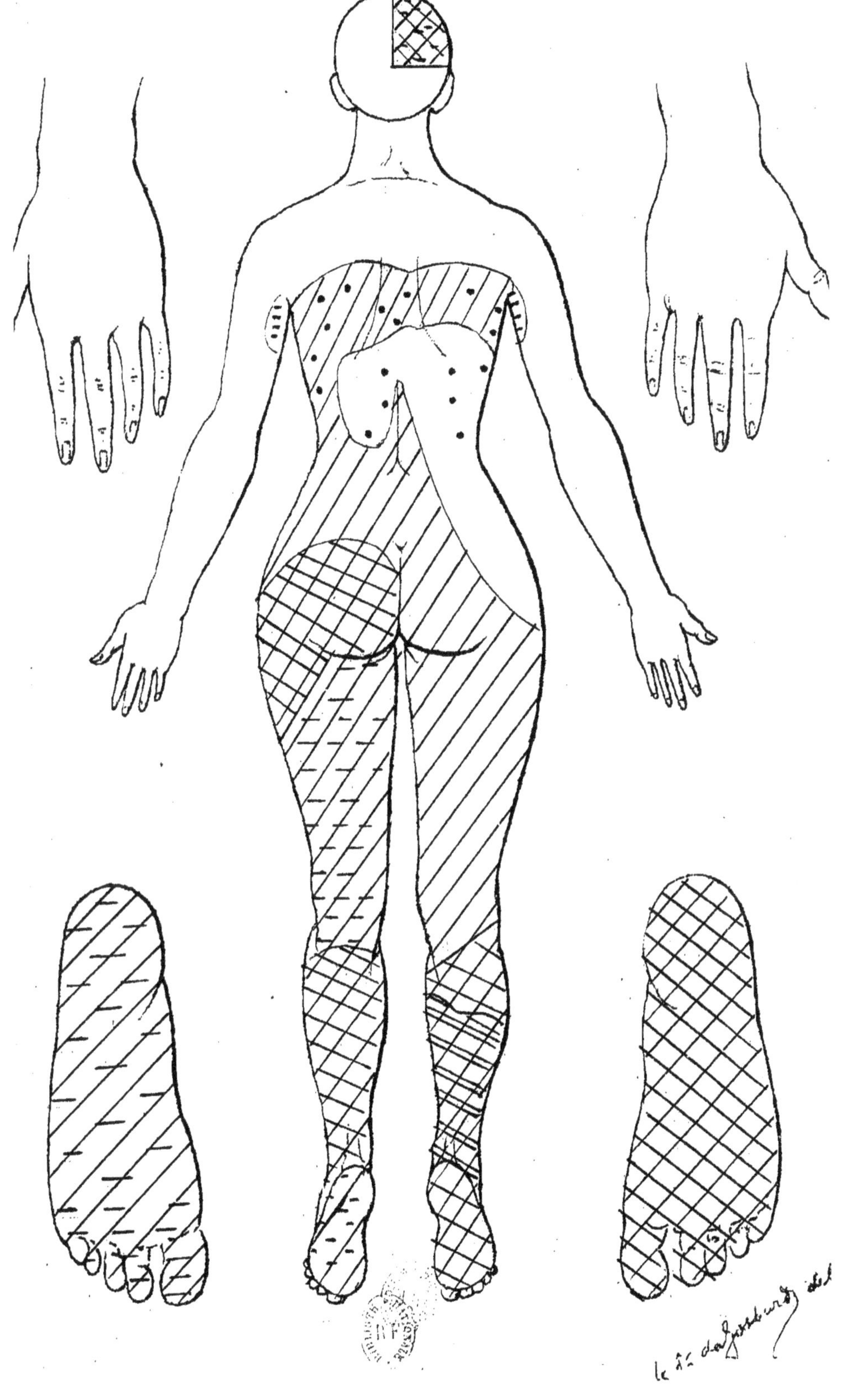

Les réflexes plantaires ont lieu en flexion; pas de trépidation spinale.

Il n'y a pas d'atrophie musculaire; la force est conservée dans tous les segments de membres comme dans les muscles du tronc : le dynamomètre donne à gauche 31 kilogr. et 33 à droite.

La malade ressent actuellement dans les jambes des élancements brusques et passagers, ils augmentent pendant les règles et pendant cette période des engourdissements douloureux persistent dans les membres inférieurs.

1. — Sensibilité objective superficielle *(Planche VII).*

I. Tact. — *A. Face antérieure.* — Anesthésie sur la face médiane et au côté droit, depuis les orteils jusqu'à trois travers de doigt au-dessus de l'ombilic, à gauche la perte de la sensation tactile remonte jusqu'à l'aisselle; une bande d'anesthésie s'étend sur les deux seins. On constate également l'existence d'une zone d'anesthésie occupant la moitié droite du crâne à partir de deux travers de doigt au-dessus du sourcil.

B. Face postérieure. — Anesthésie comme à la face antérieure dans les zones correspondantes.

Au niveau des omoplates, zone anesthétique transversale, qui, réunie à la zone mamillaire antérieure, forme une ceinture complète. La perception tactile est abolie dans les creux axillaires. La plaque d'anesthésie crânienne s'étend en arrière jusqu'à deux travers de doigt de la ligne sus-auriculaire.

II. Douleur. — *A. Face antérieure.* — Analgésie aux jambes, depuis le pied jusqu'aux genoux; hypoalgésie jusqu'aux plis inguinaux. Hypoalgésie dans la zone d'anesthésie crânienne.

B. Face postérieure. — A gauche, analgésie depuis le pied jusqu'au creux poplité; au-dessus hypoalgésie jusqu'au pli fessier. A droite, l'analgésie s'élève moins haut, l'hypoalgésie est manifeste jusqu'au creux poplité.

Analgésie à la plante du pied droit, hypoalgésie à celle du pied gauche. Analgésie au creux axillaire s'étendant jusqu'au tiers supérieur de la face interne du bras. Hypoalgésie au crâne disposée de la même manière que l'anesthésie.

III. Température. Chaleur. — *A. Face antérieure.* — Hyperesthésie à toute la surface du corps, excepté dans la zone d'anesthésie crânienne où il y a diminution de la sensation thermique.

B. Face postérieure. — Hypoesthésie plantaire remontant à droite jusqu'à quatre travers de doigt au-dessus des malléoles. Hyperesthésie remontant jusqu'à une ligne passant par les deux aisselles; hypoesthésie en hémi-calotte.

A la racine de la cuisse gauche on observe dans la perception un retard de 1 seconde; de 2 secondes au milieu de la cuisse; de 4 secondes au milieu de la jambe; de 2 secondes à la face dorsale du pied.

A droite le retard est de 2 secondes au milieu de la cuisse et de la jambe; de 4 secondes à la face dorsale du pied.

Froid. — *A. Face antérieure.* — Anesthésie à la face dorsale des pieds, remontant à droite jusqu'au tiers inférieur de la jambe; on trouve aussi de l'hypoesthésie en demi-calotte.

B. Face postérieure. — L'anesthésie remonte à droite jusqu'au creux poplité, à gauche jusqu'au tiers inférieur de la jambe. Il existe une plaque d'anesthésie sur la fesse gauche et l'anesthésie en demi-calotte.

Une zone de dysesthésie s'étend en corset depuis la ligne axillaire jusqu'à la ceinture; le froid y donne la sensation de chaleur.

2. — Sensibilité objective profonde.

A gauche les mouvements passifs des orteils, du pied et de la jambe ne sont pas perçus. Dans les mouvements imprimés à la jambe, celle-ci étant en extension complète, la malade a conscience de l'élévation de ce membre lorsqu'il forme avec le tronc un angle de 90°; cette notion semble due à la tension des muscles de la face externe de la cuisse. A droite, les mouvements des orteils ne sont pas perçus, les mouvements brusques du pied le sont, probablement par conductibilité osseuse. La malade a conscience de la flexion extrême de la jambe sur la cuisse, probablement par suite de la perception du contact des surfaces cutanées du mollet et de la face postérieure de la cuisse.

Lorsque la jambe étendue est levée brusquement, la position est indiquée qnand le membre forme avec le tronc un angle de 40°; au-dessus d'un angle de 100° l'état d'élévation et d'abaissement lents est perçu par une sensation de tension à la hanche.

Aux membres supérieurs tous les mouvements sont convenablement ressentis.

Il n'y a pas d'arthropathie ; cependant la mobilisation des jointures fait percevoir quelques craquements, particulièrement au poignet et à l'articulation du pouce gauche. La flexibilité du pied est plus grande à gauche qu'à droite.

Dans la flexion latérale extrême du pied, le bord externe arrive à toucher le plan du lit, dans la flexion forcée du genou, il n'y a pas d'espace entre le talon et la fesse ; l'écartement du genou en flexion l'amène à toucher le plan du lit à droite, à gauche on mesure 3 cm. entre le lit et la tête péronnière; dans l'extension forcée du genou, la distance du talon au pied du lit est de 6 cm. à droite et de 9 cm. à gauche. La flexion active de la jambe sur le bassin est mesurée par un angle de 105° à droite et de 100° à gauche; la flexion passive amène à gauche, comme à droite, le bord antérieur du tibia en contact avec la face.

La malade a conservé la faculté d'apprécier le poids et la forme des objets, mais la perception de la nature du sol est confuse et la notion de position a disparu ; elle perd les jambes dans son lit.

3. — Phénomènes ataxiques.

Elévation de la jambe droite. Les yeux ouverts, le mouvement se fait assez bien, mais à 80° il se produit des oscillations latérales qui se manifestent aussi dans l'abaissement.

Elévation de la jambe gauche. Les yeux étant ouverts, les mouvements sont brusques; à 90° la jambe oscille, le pied est fléchi en varus équin, les orteils sont en extension. On remarque quelques contractions fibrillaires dans les adducteurs. Les yeux étant fermés, la jambe tend à tomber du côté interne. Si l'on commande à la malade de toucher le genou gauche avec le talon droit, le mouvement se fait convenablement, mais la jambe oscille. Les yeux fermés, la malade touche le tiers inférieur de la cuisse, et le pied ne peut rester en place.

Si l'on fait exécuter le même mouvement avec l'autre jambe, le talon plane, puis brusquement touche le genou. Les yeux étant fermés, elle touche le genou avec toute la plante du pied. Le toucher des orteils gauches avec le talon droit peut s'accomplir après quelques mouvements latéraux. Les yeux fermés, elle lève la jambe beaucoup plus haut et touche le lit à droite et à gauche sans atteindre le but. Le même mouvement fait avec la jambe gauche s'effectue avec oscillations. Les yeux fermés, malgré un grand nombre de mouvements verticaux, elle ne peut arriver au but.

La malade étant sur le ventre, dans la flexion du genou, la jambe droite tombe du côté interne; à gauche, elle peut ployer le genou sans voir la jambe; elle ne peut pas fléchir les deux membres simultanément vu l'inégalité des mouvements, le pied gauche tombe au-devant de la jambe droite; le pied et les orteils sont toujours en extension.

Pour les membres supérieurs, si on commande de toucher le lobule du nez avec l'index, à droite il y a des oscillations qui augmentent avec les yeux fermés; à gauche, les oscillations sont encore plus prononcées.

Troubles de la locomotion. — La marche et la station debout sont absolument impossibles; la malade doit rester couchée ou assise. Si on la lève, il faut une personne de chaque côté pour la maintenir; elle fait alors quelques mouvements désordonnés, les pieds écartés; frappant du talon; les orteils à droite sont en extension, le pouce légèrement séparé des autres doigts; à gauche, même aspect du pied, moins caractérisé.

OBSERVATION VIII

Desm. (Annette), 42 ans, entrée le 12 janvier 1899 à la Salpêtrière. Salle Rayer, lit n° 24.

Antécédents. — Le père est mort à 66 ans d'une pneumonie; la mère est vivante, elle a 62 ans, et elle est bien portante. Ils ont eu huit enfants, dont il reste six qui sont bien portants, l'un est mort à 19 ans d'une fluxion de poitrine, l'autre a été enlevé à la suite d'une fausse couche.

Il n'y a pas de maladies nerveuses dans la famille.

La malade est née à terme dans de bonnes conditions; réglée à 16 ans, elle l'a été toujours régulièrement. Elle s'est mariée à 21 ans, son mari a 45 ans, il a été atteint, il y a dix ans, d'une paralysie de la jambe droite. Elle a deux enfants, et n'a pas fait de fausses couches.

Début de la maladie. — Il y a trois ans, elle a ressenti des douleurs dans les bras; très violentes elles parcouraient les membres dans toute leur étendue, la malade les compare à des coups de lance. A la même époque ont apparu des douleurs en ceinture, constrictives, elle était comme serrée dans un étau, il lui semblait être coupée en deux; elle eut en même temps des troubles de la vue, elle voyait double : tous ces phénomènes se sont accompagnés de céphalalgies violentes. Quatre mois après, elle éprouva des douleurs très fortes et continues à la région épigastrique sans vomissements, mais d'une intensité telle qu'elle ne pouvait dormir.

Jamais elle n'a éprouvé de troubles urinaires.

Elle entre à l'hôpital le 12 janvier 1899, dans un état d'amaigrissement très grand; on l'a traitée aux bains sulfureux, à l'électricité.

Etat actuel. — L'amaigrissement continue à s'accentuer, malgré la conservation relative de l'appétit et la régularité actuelle des fonctions digestives. Pas de troubles laryngés. L'auscultation des poumons et du cœur ne révèle rien d'anormal; l'artère radiale est un peu dure, l'artère temporale sinueuse.

Pas de troubles urinaires.

Le signe d'Argyll Robertson existe des deux côtés.

Elle a présenté de la diplopie transitoire pendant un mois, mais elle n'aurait pas eu de strabisme. Il n'y a pas de dyschromatopsie, l'acuité visuelle est normale. Il y a de l'inégalité pupillaire, la pupille droite est un peu dilatée. A l'ophtalmoscope pas de lésion du nerf optique.

Les réflexes du poignet et du coude sont abolis des deux côtés. Le réflexe patellaire existe, un peu diminué cependant à gauche. Celui du tendon d'Achille est diminué à droite, il persiste à gauche. Le réflexe du gros orteil a lieu en flexion à droite, il est douteux à gauche.

La malade présente de l'atrophie musculaire à un degré assez accentué.

L'état électrique, établi le 6 mars 1899 par M. Dignat, donne les résultats suivants :

Excitabilité faradique. — Les nerfs des membres supérieurs ont conservé l'excitabilité (distance moyenne des bobines = 100 mm.). Les contractions sont bonnes et égales des deux côtés, il en est de même pour les muscles, sauf ceux de l'éminence thénar droite (atrophie).

Excitabilité galvanique. — Contractions dans les nerfs des membres supérieurs, un peu affaiblies surtout dans le gauche NFC > PFC.

Cette excitation est conservée dans tous les muscles des membres supérieurs, les contractions sont assez bonnes, il n'y a pas d'inversion polaire; cependant hypoexcitabilité très manifeste pour les muscles de l'éminence thénar droite. A l'éminence hypothénar du même côté les contractions sont faibles et lentes et PFC > NFC. A l'éminence thénar gauche, les contractions existent, quoique affaiblies et lentes, et PFC = NFC. De même, pour les muscles de l'éminence hypothénar du même côté.

La force musculaire est un peu diminuée au bras droit; le dynamomètre amène à gauche 18 kilogr., à droite 4 kilogr.

La malade souffre actuellement de démangeaisons douloureuses aux bras, dans la zone d'innervation du cubital, depuis le coude jusqu'à l'extrémité des deux derniers doigts. Ces sensations se retrouvent à l'épigastre et à la région mammaire, elle ressent également des douleurs en corset très pénibles, particulièrement à la région dorsale.

1. — Sensibilité objective superficielle *(Planche VIII).*

I. Tact. — *A. Face antérieure.* — Anesthésie dans une zone comprenant la région ombilicale et les trois quarts du thorax depuis le flanc gauche jusqu'à une ligne horizontale passant par le creux axillaire. Hypoesthésie le long du bord interne du bras jusqu'à l'extrémité des deux derniers doigts de la main.

B. Face postérieure. — Anesthésie en corset; hypoesthésie aux fesses et aux plantes des pieds.

II. Douleur. — *A. Face antérieure.* — Hypoalgésie dans le domaine du cubital, à toute la paume de la main et aux deux derniers doigts à gauche; à droite, dans toute la zone du cubital et aux deux derniers doigts; enfin, dans la région frontale gauche. Analgésie en corset. Hyperalgésie aux trois premiers doigts de la main gauche et à tout le reste du corps.

B. Face postérieure. — Analgésie depuis l'aisselle droite jusqu'au bord interne de l'omoplate gauche d'où elle s'étend jusqu'à la ceinture. Au côté gauche, une bande d'analgésie va rejoindre celle observée à la face antérieure; cette plaque d'analgésie est entourée

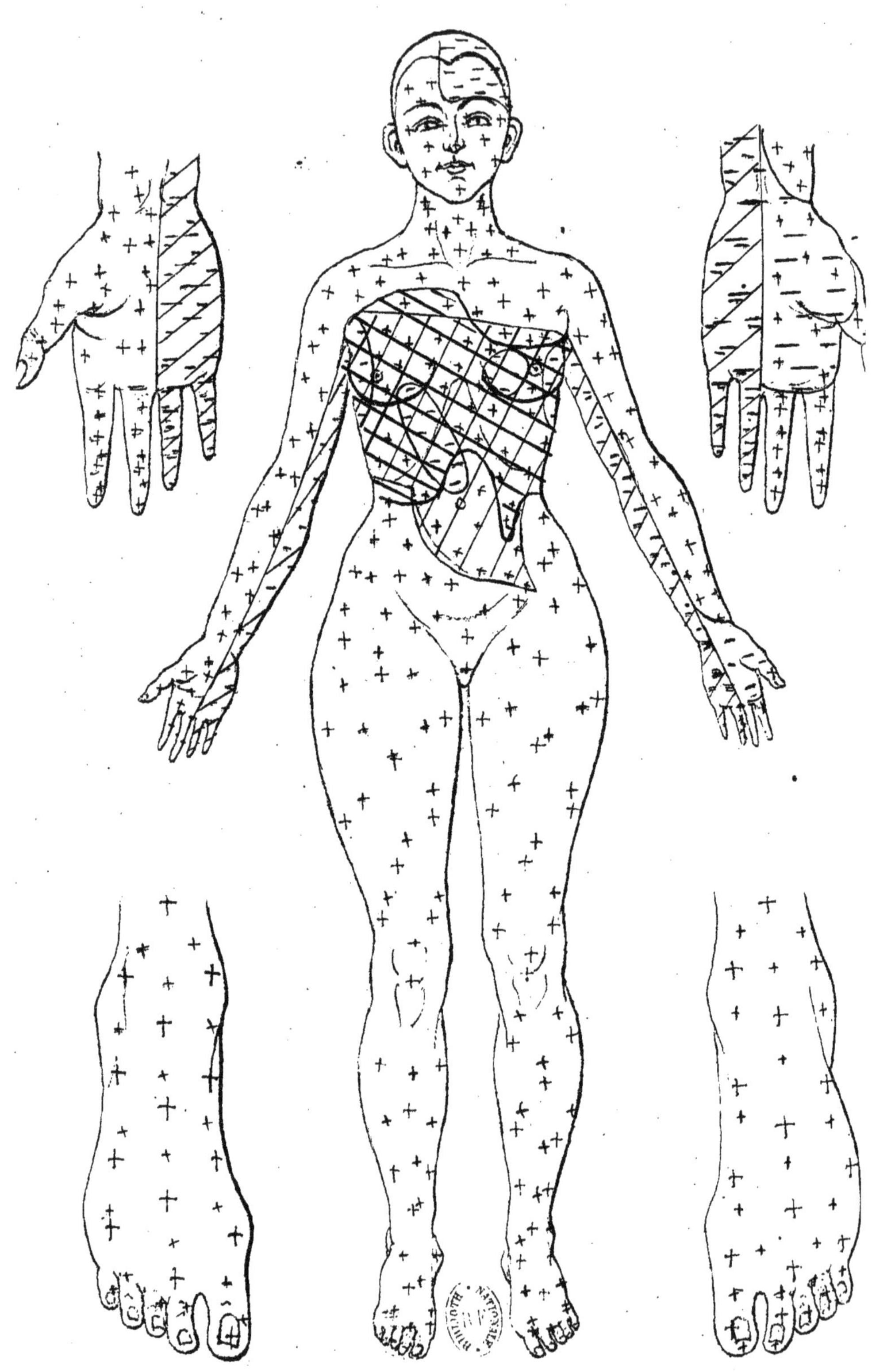

VIII

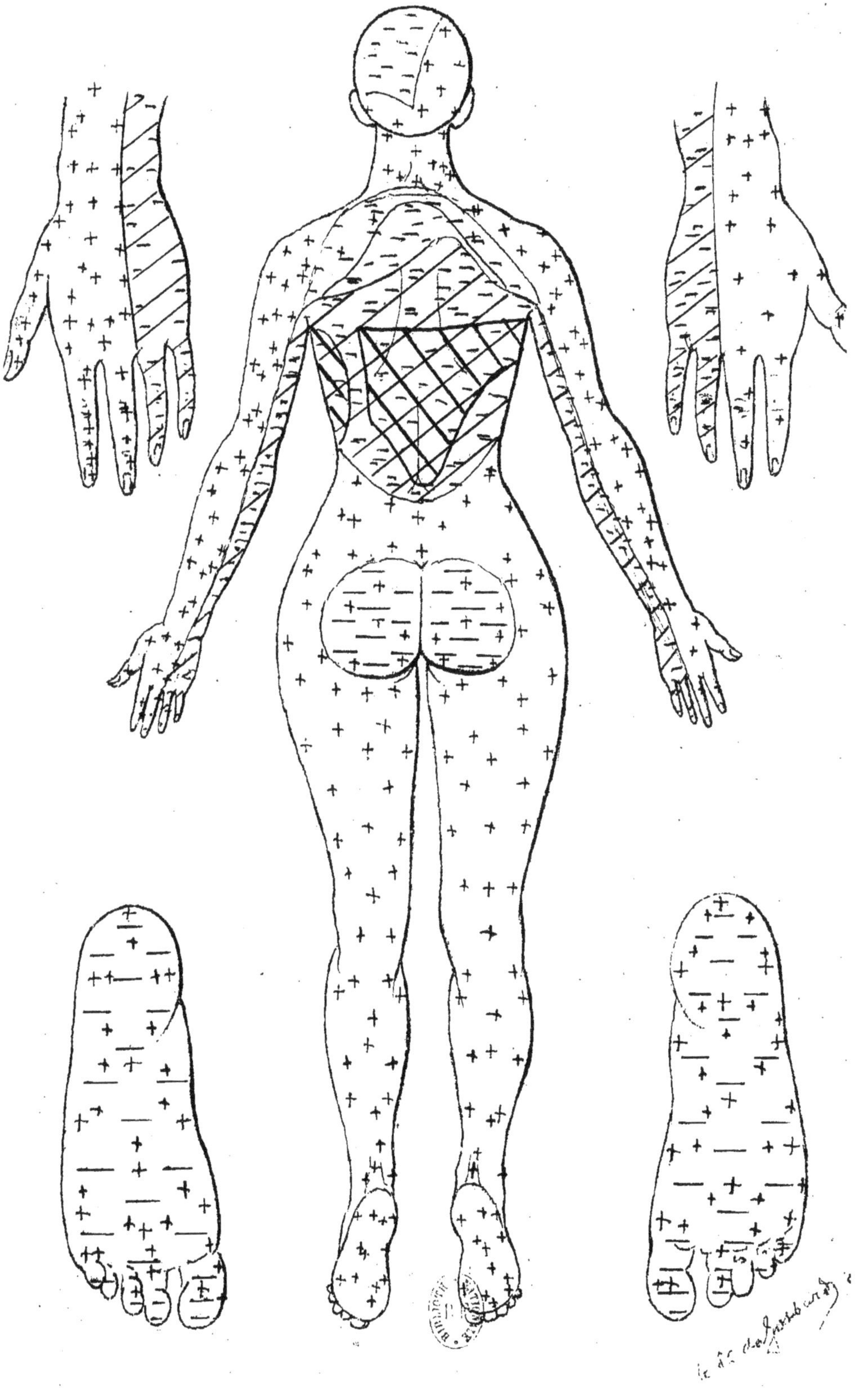

d'une zone d'hypoalgésie qui complète le corset et descend le long de la face interne des bras jusqu'aux deux derniers doigts. Hypoalgésie en hémi-calotte gauche. Hyperalgésie partout sauf à la main droite, dans le territoire innervé par le radial.

III. TEMPÉRATURE. — *A. Face antérieure.* — Hyperesthésie au chaud à toute la partie supérieure du corps et aux jambes jusqu'à l'articulation tibio-tarsienne. Hypoesthésie au froid dans une zone ovalaire, s'étendant du creux épigastrique jusqu'au sein droit; une autre plaque existe au sein gauche et dans les deux régions axillaires d'où elle s'étend dans les territoires d'innervation des nerfs cubitaux. Aux autres parties du corps, excepté la tête, la sensation du froid est plus intense que normalement.

B. Face postérieure. — Hypoesthésie en corset, au chaud, descendant le long de la face interne des bras. Hypoesthésie au froid, remontant au thorax, plus haut que l'hyposthésie au chaud, descendant aussi le long des bras. Aux autres parties du corps, les sensations thermiques sont perçues plus fortement qu'à l'état normal.

L'hyperesthésie ne se produit pas immédiatement au contact du corps chaud, notamment à la plante des pieds où il y a 2″ de retard.

2. — Sensibilité objective profonde.

Au membre supérieur gauche, la malade indique exactement le doigt qui a été touché. Au pouce, les mouvements de la première phalange sont ressentis; les moindres déplacements de la deuxième phalange, malgré un certain degré d'ankylose, sont perçus. A l'index pas de troubles; au médius, elle perçoit un peu les mouvements de la troisième phalange, moins bien ceux de la deuxième, nullement ceux de la première. A l'annulaire, ceux des trois phalanges ne sont pas sentis. Au petit doigt, les mouvements brusques seuls sont perçus. Ceux des articulations du poignet, du coude et de l'épaule gauche sont exactement indiqués.

Au membre supérieur droit les mouvements imprimés aux phalanges du pouce, de l'index, du medius et de l'annulaire sont assez bien reconnus; au petit doigt, ceux de petite amplitude, ou ceux qui sont lents restent ignorés. Rien aux autres articulations.

Pas de troubles aux membres inférieurs.

Pas d'arthropathie. La flexibilité du pied est plus grande à gauche. Dans la flexion latérale, le pied touche par son bord externe le plan du lit. Dans la flexion du genou le talon touche la fesse, le genou fléchi est amené sans peine latéralement jusqu'au plan du lit; dans l'extension forcée du membre, on mesure à gauche 7cm., à droite 5 cm.5 entre le talon et le lit. L'élévation active et passive de la jambe donne un angle de 80° à droite, de 70° à gauche.

L'extensibilité du coude est légèrement exagérée; dans la flexion du coude le poignet reste à 3 cm. de la face antérieure du bras à droite, à 4 cm. à gauche.

La notion de poids est conservée : la différence entre 20 et 25 grammes est appréciée. La faculté de distinction des objets est très diminuée; si on met dans ses mains successivement des objets de forme et de nature différentes, elle hésite longtemps avant de pouvoir les définir. Elle sent bien la nature du sol; la notion de position est intacte.

3. — Phénomènes ataxiques

Si l'on dit à la malade de toucher le lobule du nez avec l'index droit, elle n'y arrive qu'à la suite de mouvements successifs, et le doigt ne peut rester fixé. Les yeux fermés, la difficulté est beaucoup plus grande. Avec l'index gauche, ce mouvement est plus exactement accompli. Si l'on veut faire toucher un objet éloigné avec la main droite, elle ne réussit qu'après avoir frappé plusieurs fois à droite et à gauche. Avec la main gauche le mouvement a lieu convenablement.

Il n'y a pas, à proprement parler, d'ataxie aux membres inférieurs; cependant, si, les yeux étant fermés, on demande d'élever la jambe gauche, il se produit des oscillations latérales.

Troubles de la locomotion. — Dans les conditions ordinaires il ne semble pas qu'il y ait de troubles de la marche. Cependant si on lui fait faire les exercices de Fournier, elle n'y arrive qu'imparfaitement : ainsi elle ne peut s'arrêter immédiatement, elle oscille quelque temps; les yeux étant ouverts, elle arrive à se tenir sur un pied, mais les yeux fermés elle tombe en avant.

Troubles de la station. — Le signe de Romberg existe les yeux fermés.

Troubles de la préhension. — La malade prend sans hésitation de la main gauche un verre et le porte à la la bouche.

La main droite, après quelques oscillations, plane au-dessus du verre, le saisit brusquement, et ne l'amène à la bouche qu'après quelques mouvement latéraux.

Troubles de l'écriture. — Elle est assez régulière, mais les traits sont tremblés.

Chez tous ces malades on voit l'importance des troubles de la sensibilité dans le tableau de leur affection. Un simple coup d'œil jeté sur les figures schématiques montre le caractère des troubles superficiels: polymorphisme, dissociation, disposition segmentaire. La lecture des observations fait constater l'étendue des troubles sensitifs profonds et le degré d'ataxie de ces tabétiques.

Si les troubles des fonctions encéphaliques qui président à la coordination échappent à toute influence modificatrice directe, il semble rationnel que le médecin puisse cependant, dans une certaine mesure, avoir prise sur ce symptôme par des moyens indirects s'adressant aux notions sensibles préalables que doit posséder la conscience et sur lesquels nous venons d'insister.

Nous nous proposons maintenant de parler du traitement de l'ataxie ; à cet effet, nous envisagerons successivement en quoi les méthodes de rééducation sont susceptibles d'une explication physiologique, comment elles doivent être instituées, quelles sont les conditions propices ou défavorables, quels sont les résultats obtenus; nous insisterons enfin sur l'importance des médications connexes.

CHAPITRE IV

Du traitement de l'ataxie. — Considérations générales. — Exposé des méthodes ; historique.

1. — TRAITEMENT DE L'ATAXIE

L'ataxie est, de tous les symptômes du tabes, celui qui gêne le plus les malades. Les douleurs, les troubles urinaires et gastriques leur permettent encore de vaquer à leurs occupations habituelles, de continuer l'exercice de leur profession, de leur métier, de leur travail. Mais une fois l'ataxie déclarée, ils craignent de sortir par suite des chutes auxquelles ils sont exposés, c'est pour cette raison que toutes les malades que nous avons présentées ont été réduites à entrer à l'hôpital.

Le traitement du tabes, à part l'administration de l'iodure de potassium, qui a un caractère un peu général, est tout entier symptômatique. Les analgésiques s'adressent aux douleurs périphériques et viscérales ; le massage, l'hydrothérapie, l'électricité, l'élongation ont leurs indications dans l'affaiblissement du système neuro-musculaire ; mais la nature même de l'ataxie sur laquelle nous avons insisté au début de ce travail réclame évidemment un traitement de toute autre nature.

Comment remédier à la distribution irrégulière de

l'influx nerveux dont les causes premières résident dans la fonction céphalique troublée qui préside à la coordination des mouvements et dans le défaut de connaissance que l'ataxique a des différentes parties de son corps et des objets extérieurs?

Chez ce malade, il est rare que les sens spéciaux et les sensibilités superficielles et profondes soient perdus entièrement, et simultanément; c'est au reliquat des sensibilités cutanée, musculaire, articulaire, aponévrotique, tendineuse et des sens spéciaux que le médecin doit s'adresser pour lui fournir quelques soulagements.

Les excitations, provenant de l'une seulement de ces sensibilités, — les autres étant affectées d'anesthésie organique — peuvent suffire pour que le sujet se rende compte des directions imprimées à ses membres et cela en raison de la mise en jeu des dépôts antérieurs des représentations de ces mouvements.

La méthode que M. le professeur RAYMOND appelle la *rééducation* agit en éduquant de nouveau, et de la même manière que dans les premiers âges de la vie, les centres corticaux, mais avec des éléments différents, en forçant l'esprit à exécuter les opérations de la coordination avec des données autres. On peut comparer cette éducation nouvelle à l'apprentissage que fait l'adulte de mouvements spéciaux ou difficiles — action de danser, de patiner, de faire de la bicyclette, etc. — C'est une éducation méthodique de mouvements, simples d'abord, de plus en plus compliqués dans la suite, mettant en jeu l'adresse et non pas la force musculaire.

L'éducation coordonne les mouvements dans l'enfance; si, plus tard, les conditions des mouvements changent, et amènent l'incoordination, la conscience et la volonté interviennent à nouveau chez l'homme sain pour adapter les qualités des mouvements partiels aux conditions nouvelles de l'acte moteur.

La marche, par exemple, a lieu régulièrement sur un terrain uni d'une façon subconsciente. Lorsque le terrain devient inégal, la marche cesse d'être régulière si la conscience et la volonté n'interviennent pas pour adapter les qualités du mouvement aux conditions nouvelles dans lesquelles s'effectue la marche.

L'ataxique peut, comme l'homme sain, remédier aux troubles des mouvements, nous le verrons plus loin dans une assez large mesure. Il met en œuvre de lui-même les différents facteurs qui peuvent lui servir à ce but, inconsciemment d'abord, avec attention dans la suite à mesure que le champ des conductions sensibles se rétrécit. C'est ainsi que, au début de l'ataxie, ce sont les mouvements dont nous avons l'habitude qui sont les premiers touchés, ceux pour lesquels l'attention n'a qu'une part restreinte : c'est un barbier qui laisse échapper le rasoir, un musicien qui fait des *fausses notes*, une couturière qui ourle maladroitement.

De même, chez le tabétique on ne constate d'abord que quelques hésitations dont il n'a pas conscience et que le médecin lui-même doit chercher avec soin, en lui faisan exécuter des exercices variés. Le malade corrige ces premiers troubles sans en avoir conscience, avec le secours de la vue en particulier : ce qui est prouvé par ce fait que, dans l'obscurité, les troubles du mouvement sont plus accentués. Bientôt l'ataxie s'installe; alors le malade fait intervenir la coordination volontaire, il remédie ainsi aux troubles des mouvements subconscients et marche en regardant ses pieds. Si la vue est supprimée, il cherche à apprécier les objets, comme les moindres mouvements en suppléant aux troubles des sensibilités superficielles et profondes au moyen de ce qui reste de chacune d'elles dans les différentes parties des membres. Il s'efforce de sentir la position de ses jambes par des contractions musculaires, par les sensations cutanées que lui fournissent les contacts du lit et de la jambe voisine, remédiant ainsi à la perte du sens articulaire. La sensibilité abolie dans une partie du corps lui est donnée par le contact d'une autre partie restée sensible ; la sensibilité d'un groupe de muscles remédie à l'anesthésie d'un groupe voisin.

Le sens de l'ouïe dans ses rapports avec l'équilibration intervient d'une façon importante aussi, mais la vue tient le premier rang parmi les sensibilités qui aident à l'exercice régulier des mouvements. Ainsi, l'ataxie est plus prononcée chez les tabétiques qui ont des troubles oculaires. Ce sens paraît même agir comme provoquant une sorte de stimulation réflexe, une synergie musculaire plus parfaite, car tel malade qui ne peut voir ses membres inférieurs, mais auquel on laisse les yeux ouverts, éprouve des troubles de motilité bien moindres que si on lui fait l'occlusion complète des yeux (1).

La suppléance des sensibilités l'une par l'autre est un fait démontré par l'éducation des aveugles dont les sensibilités restantes arrivent à être très perfectionnées. Leur étude montre que les sensibilités superficielles et profondes arrivent à remplacer presque totalement le sens de

(1) Jaccoud. *Les paraplégies et l'ataxie du mouvement*, déc. 1864.

la vue. Ce fait est corroboré par cet autre que, chez les aveugles tabétiques, l'incoordination motrice est moins marquée que chez les tabétiques dont la vision est conservée.

De l'examen clinique qui nous montre la dissociation des troubles sensibles des tabétiques, et des considérations physiologiques sur la coordination en général et ses rapports avec la sensibilité il semble résulter que les méthodes de rééducation généralement employées d'une façon en quelque sorte empirique soient susceptibles de recevoir une explication rationnelle.

Cherchons maintenant dans l'exposé des méthodes comment celles-ci répondent aux données de la physiologie et de la clinique.

2. — EXPOSÉ DES MÉTHODES.

D'après ce que nous avons dit plus haut, l'éducation est une des facultés de l'homme et celle-ci s'exerce constamment à son insu.

Möbius (1) a observé plusieurs tabétiques qui se sont aperçus que, par des exercices, ils pouvaient corriger leur ataxie, et se sont ainsi améliorés eux-mêmes. L'idée de la rééducation appartiendrait à Mortimer Granville qui, en 1882, aurait indiqué le principe de la méthode (2); mais c'est Frenkel qui, le premier, a méthodiquement appliqué des exercices; il fit au congrès de Brême, en 1890 (3), une communication et, en 1892, Leyden (4) appuya de son autorité les résultats obtenus.

(1) Möbius, *Uber die Tabes*. Berlin, p. 93, 1897.
(2) Mortimer Granville, cité par Leclerc. Thèse Paris, p. 62. 1899.
(3) Leyden, Uber die Behandlung der Tabes dorsalis (*Berlin. klin. Wochenschrift*, nº 17, 1892).

Depuis FRENKEL, dans plusieurs articles (1) ou communications, ainsi que d'autres auteurs se sont occupés de la rééducation des ataxiques. Ce sont : HIRSCHBERG (2), dans le service de DUJARDIN-BEAUMETZ, BECHTEREW (3) dont les résultats se trouvent dans le travail de OSTANKOW, un de ses élèves, DE GLORIEUX (4), RAYMOND (5), ERB (6), DANA, TARGOWLA, RAUZIER, RAICHLINE (7), BELUGOU (8), KALININE, GRASSET, JACOB (9), MÖBIUS (10), GOLSCHEIDER (11);

(1) FRENKEL, Die Therapie ataktischer Bewegungs-Störungen (*Münch. med. Wochenschr.* 1890, n° 52. — Fehlen der Ermüdungsgefühl bei einem Tabiker (*Neurol. Centralblatt.*, 1893, n° 13. — Die Behandlung der Ataxie der oberen Extremitäten. (*Zeitschr. f. klin. Méd.* Bd. 28. Heft 1 et 2. 1895. — Die Muskelschlaffheit (Hypotonie) bei der Tabes dorsalis (*Neurol. Centralbl.* 1896, n° 8). — De l'exercice cérébral appliqué au traitement de certains troubles moteurs (*Semaine méd.* 1896, n° 16). — Ergebnisse und Grundzüge der Uebungstherapie bei der tabischen Ataxie *Deutsch. med. Wochenschr.* 1896, n° 51.)

(2) HIRSCHBERG, Traitement mécanique de l'ataxie locomotrice (*Bull. général de thérap.* 30/1. 1893). Traitement de l'ataxie dans le tabes dorsalis (*Arch. de neurolg.* 1896, t. 9. 11).

(3) BECHTEREW, Die Bedeutung der Frenkel'schen Methode bei Behandlung von Tabes dorsalis. (*Neurol. Centralbl.* 1894, n° 18.)

(4) GLORIEUX, Traitement mécanique de l'ataxie locomotrice (*La Policlinique.* 1894, n° 3.)

(5) RAYMOND, la Rééducation des muscles dans l'ataxie locomotrice (Méthode de FRENKEL) (*Revue intern. de therap.* 1896).

(6) ERB, Die Therapie der Tabes : Volkmann's Samml. *klin. Vorträge n° 150*). *Zeitschr für Nervenheilkunde* X. I., S. 261.)

(7) A. RAICHLINE, Traitement de l'ataxie par la rééducation des mouvements (*Communication faite à la Soc. méd.* du IX° Arr. de Paris. 19. 3. 1896.)

(8) BELUGOU, Traitement mécanique de l'ataxie. (*Arch. génér. de méd.* 1896 février.)

(9) P. JACOB. Uber die compensatorische Ubungstherapie bei Tabes dorsalis. (*Deutsche med. Wochenschr.* 1898, n° 8 fl).

(10) MÖBIUS, *loco citato.*

(11) GOLSCHEIDER, Uber Bewegungstherapie bei Erkrankungen des Nervensystems. (*Deutsche med. Wochenschr.*, 1898, n° 8). Anleitung zur Uebungs-Behandlung der Ataxie. Leipzig, 1899.

GOLDSCHEIDER u. LEYDEN, die Erkrankungen des Rückenmarks 1 S. p. 196 ; 2 S. p. 589.

Graupner (1), Rumpt (2), Weissembach (3), Verrier (4), Eulenburg (5), Grebner (6), Leclerc (7).

Tous ces médecins, sans s'arrêter longtemps aux considérations de la physiologie pathologique de l'ataxie, n'ont fait généralement qu'appliquer la méthode des exercices, en la modifiant plus ou moins dans les détails, et souvent même en la compliquant au moyen de divers appareils.

Les auteurs précédents n'ont pas développé les méthodes dans le détail, aussi le médecin est-il très embarrassé pour les appliquer. D'autre part, ils n'ont pas fourni de documents cliniques pouvant être mis en parallèle avec les exercices de rééducation; ceux-ci sont fonction directe de l'examen du malade, ils doivent varier suivant les cas, certains mouvements devant être plus particulièrement répétés, suivant la qualité, l'étendue et la topographie des troubles sensitifs. Aussi, convient-il d'insister sur les points suivants :

la méthode est essentiellement médicale, absolument

(1) Graupner, Hülfsmittel zur Behandlung der Ataxie vermittelst kompensierender Muskelübungen (Frenkelische Methode) (*Z tschr. für pract. Arzte*, 1896). Uber einen Hülfsapparat zur Compensatorischen-Therapie bei Störungen des Gangmechanismus (*Deutsch. med. Wochenschrift.* 1897. n° 20). — Die Behandlung der Gangstörungen bei Tabes vermittelst der Uebungstherapie. (*Allg. med. Centralzeit.* 1898, n° 38).

(2) Rumpt, Darstellung von gebessezten Tabesfällen. (*Arzt. Verein in Hamburg* 2. März. 1897).

(3) Weissembach. La rééducation des mouvements dans le Tabes (*Revue med. de la Suisse rom.* 1897, n° 2.)

(4) E. Verrier, De la rééducation des muscles dans l'ataxie des membres supérieurs (*Progrès méd.* II. 37. 1895.)

(5) A. Eulenburg, Uber Bewegungstherapie bei Gehirn und Rückenmarks-Krankheiten *Veröffentlichungen der Hufelandischen Gesellsch.* Berlin, S. 78. 1897.

(6) Grebner, Quelques remarques sur l'usage des appareils orthopéd. dans le traitement du Tabes. (*Rev. neurolog.* 1897, n° 19.)

(7) Leclerc, thèse de Paris, 1899.

distincte de la gymnastique et du massage, auxquels le fonctions cérébrales n'ont aucune part, s'adressant uniquement à la force physique ;

elle doit être conduite et surveillée par un médecin ayant fait un examen minutieux de l'état du malade ;

ce traitement, n'étant pas plus universel que les autres méthodes thérapeutiques, varie avec chaque malade dans une certaine mesure ; aussi l'application de la rééducation, loin de devoir rester une spécialité de quelques-uns possédant un outillage compliqué, est susceptible de donner les meilleurs résultats dans les conditions ordinaires entre les mains d'un médecin, consciencieux observateur de son malade.

En résumé, le traitement doit être individualisé.

En général, ce sont les principes de la méthode de Frenkel que nous avons le plus ordinairement suivis.

Il divise les mouvements en trois catégories :

1° contractions musculaires simples, c'est-à-dire, d'un seul muscle ou d'une série physiologique de muscles (flexion, extension, adduction, abduction, etc.) ;

2° mouvements coordonnés simples (saisir un objet à une distance déterminée, toucher le bout du nez avec l'index, porter la main à la bouche, etc.) ;

3° mouvements coordonnés composés (écrire, saisir les objets à des distances successivement différentes, porter un cuiller pleine à la bouche, etc.)

Nous avons varié les exercices et les appareils suivant l'état de la sensibilité, le degré et la forme de l'ataxie qui nous avaient été révélés par l'examen clinique.

CHAPITRE V

Technique de la rééducation. — Observations générales. — Rééducation des mouvements des membres inférieurs. — Rééducation des mouvements des membres supérieurs

I. — TECHNIQUE DE LA RÉÉDUCATION

Elle consiste dans l'exécution méthodique de mouvements simples d'abord, de plus en plus compliqués dans la suite. Ils doivent être répétés souvent, au moins quotidiennement, et mieux deux fois par jour pour amener des progrès rapides. Le matin, ils seront faits dans le lit, l'après-midi, debout.

Le malade doit, en effet, être exercé sans que le poids du corps intervienne (position couchée) et d'autre part dans la situation verticale où son corps répond aux condition de l'équilibre.

On règlera la durée des exercices, car les malades sont impatients de guérir, mais ne ressentent pas la fatigue ; celle-ci se manifeste au médecin, en particulier par l'augmentation des pulsations.

Chez la plupart de nos malades, le nombre des pulsations a augmenté dans d'assez fortes proportions.

C.....	avant l'exercice	86	pulsations
	après —	100	—
Caub..	avant —	80	—
	après —	90	—
B.....	avant —	112	—
	après —	126	—
P.....	avant —	84	—
	après —	90	—
Boit...	avant —	82	—
	après —	124	—

Le traitement demande, de la part du malade, de la persévérance et une attention soutenue que le médecin doit constamment éveiller par un mélange varié d'exercices pour éviter que la répétition des mêmes mouvements n'amène le découragement. Il faut avoir le plus grand soin d'éviter les chutes, qui rendent le malade craintif et compromettent les bons effets du traitement et lui faire apprécier les progrès obtenus.

Le traitement exige, particulièrement au début, une correction sévère de chaque phase des mouvements; cette précaution est des plus importantes, ausi est-il préférable qu'en dehors du temps que lui consacre le médecin, le malade s'abstienne d'exercices qui peuvent, s'ils sont inexactement pratiqués, venir à l'encontre des résultats obtenus.

2. — RÉÉDUCATION DES MOUVEMENTS DES MEMBRES INFÉRIEURS

Exercices dans le décubitus. — Ces exercices sont nécessaires même chez les malades qui marchent d'une façon encore satisfaisante. Ils déterminent une plus grande précision dans les mouvements, car le malade, qui ne redoute pas de tomber, s'applique à leur exécution; ils forcent son attention et amènent ainsi plus rapidement le succès dans la rééducation de la marche. Plus particulièrement que les autres, ces mouvements doivent être faits lentement, régulièrement et d'une façon continue.

Le malade, étant les jambes nues, exécutera d'abord avec un pied, puis avec l'autre, ensuite simultanément avec les deux, des flexions, des extensions, des abductions et des adductions.

Il fera les mêmes exercices pour les mouvements des articulations du genou et de la hanche.

Voici le détail des principaux mouvements à faire exécuter :

Plier le genou, le talon traînant sur le lit, puis après quelques secondes, allonger la jambe; lever la jambe, l'abaisser après un certain temps ;

Fléchir puis étendre le pied ; le porter alternativement en dehors et en dedans;

Demander ces mêmes exercices sur les deux membres à la fois.

D'autres mouvements plus complexes seront réalisés :

Toucher le genou, l'articulation du cou-de-pied, l'extrémité des orteils avec le talon de l'autre jambe ; lever la jambe, plier le genou, reposer le talon sur le lit et allonger le membre; compliquer ces mouvements davantage encore en obligeant le malade à suivre la crête du tibia avec le talon ;

Faire toucher des points différents du lit, soit dans un ordre régulier, soit dans un ordre variable, au commandement.

Ces exercices seront exécutés successivement, les yeux ouverts d'abord, puis les yeux fermés.

Les mêmes exercices seront recommencés jusqu'à meilleure exécution, sans jamais insister trop d'ailleurs dans une même séance.

Exercices dans la position debout. — Le malade sera vêtu de telle sorte qu'il puisse voir ses pieds.

Il sera bon de remédier à la faiblesse de l'articulation du pied au moyen de bandes ou de bottines lacées. Le talon sera large et peu élevé.

Dans certains cas de diminution de la tonicité musculaire, le malade devra porter des appareils protétiques, remédiant à l'incurvation des membres inférieurs.

Les mains seront fixées à la ceinture pour empêcher le malade d'agiter les bras et de se cramponner aux objets voisins. Le malade étant assis on lui apprendra d'abord à placer les jambes dans différentes positions d'une manière exacte en lui faisant toucher successivement ou au commandement des cases numérotées, dessinées en demi-cercle autour de sa chaise.

Le malade étant assis on lui apprendra à se lever de la façon suivante : un pied étant placé en avant, l'autre sera laissé un peu en arrière, de façon que sa pointe soit au niveau du talon de l'autre; ils seront à une distance de 30 cm. environ. Il penchera la tête et le corps en avant vers les genoux; dans ce mouvement, le siège se soulève de lui-même et le malade se lève aisément en raison de la base de sustentation établie comme on vient de le dire. Les mêmes précautions seront observées pour s'asseoir.

Ces règles seront exigées rigoureusement.

Pour remédier aux oscillations de la station *debout*, les

jambes seront écartées de 25 à 30 cm., puis rapprochées peu à peu ; le malade regardera d'abord ses pieds, puis devant lui un peu en l'air et en face ; lorsqu'il aura acquis une certaine stabilité on l'habituera au même exercice en fermant les yeux qu'il ouvrira de nouveau si les oscillations prennent trop d'amplitude.

Comme exercices préliminaires à la marche, le malade s'appuyant sur le dossier d'une chaise s'efforcera d'élever le pied lentement, régulièrement d'une façon continue et exactement jusqu'aux divers barreaux.

Il répétera ces exercices sur les barreaux de la chaise renversée, sans prendre de point d'appui.

Les premiers exercices debout seront surtout des exercices de marche ; on tentera aussi d'en faire exécuter quelques autres : flexion des jambes, flexion du corps en avant, en arrière, les bras à la ceinture ou en diverses positions ; le malade se lèvera sur la pointe du pied, se mettra à cloche pied. On n'insistera pas sur ces derniers parce qu'ils sont très difficiles au début, quelquefois impossibles ; ils seront mieux à leur place lorsque le malade aura retrouvé en partie son équilibre.

Un exercice plus profitable sera le suivant : il se tiendra au dossier d'une ou de deux chaises ; alors on lui fera toucher successivement, ou au commandement, des points marqués sur le sol et plus ou moins écartés en avant, en arrière, latéralement.

RÉÉDUCATION DE LA MARCHE. — La marche doit être exercée dans un local suffisamment éclairé pour que le sol soit aisément visible, les ataxiques ayant fréquemment des troubles de la vue. Le sol ne sera pas glissant, un tapis est préférable au parquet.

Sur le sol est disposée une bande de 18 à 20 cm. de largeur dans laquelle devront tenir les deux pieds du malade, en vue de corriger l'écartement de ceux-ci, — attitude habituelle chez les ataxiques — et la direction de la marche.

La longueur du pas sera fixée d'après les documents fournis par M. GILLES DE LA TOURETTE dans sa thèse (1) à 0^m63 chez l'homme, à 0^m50 chez la femme. Ces distances seront marquées sur la bande divisée par des lignes de couleurs différentes en demi, quart et huitième de pas.

Au début, le malade sera soutenu soit au moyen d'appareils spéciaux, soit mieux à l'aide d'une ou de deux personnes ; il faut, le plus rapidement possible, tenter de supprimer le soutien en ne tenant plus le malade que par un coude ou en plaçant la main sous l'aisselle sans la toucher, de façon à ce qu'il conserve l'assurance de la proximité d'un soutien, susceptible de remédier immédiatement à une défaillance.

Le premier soin du médecin doit être de faire retrouver l'équilibre mal assuré ; dans ce but les premiers exercices consisteront à faire exécuter, lentement et en décomposant les mouvements des pas dans lesquels l'écartement modéré des pieds donne une base suffisante de sustentation (quart de pas).

Le malade, s'appuyant solidement sur une des jambes, portera lentement, et aussi régulièrement que possible, l'autre pied jusqu'à la raie indiquée ; la jambe restée en arrière ne sera mise en mouvement et portée au niveau de la première que lorsque l'équilibre sera bien établi et on

(1) GILLES DE LA TOURETTE, Etude clinique et physiologique sur la marche. Thèse, 1886.

veillera à ce que la pointe du pied arrive exactement à la raie indiquée. Une fois les deux pieds au même niveau, le mouvement continuera par le pied posé en dernier lieu. Lorsque la bande aura été parcourue deux fois dans sa longueur, le malade se reposera pendant le temps qu'a duré l'exercice.

Les distances plus grandes et plus petites (demi-pas et huitième de pas) sont plus difficiles à obtenir : dans le premier cas l'écartement des pieds ; dans le second leur rapprochement sont des conditions d'instabilité plus grande.

Le malade sera exercé simultanément et successivement sur ces diverses distances, d'abord en fermant le pas comme on vient de le dire, puis en ouvrant le pas, c'est-à-dire sans arrêter le pied au niveau du premier, comme dans la marche ordinaire.

A cette marche en avant, on joindra l'exercice de la marche latérale aux diverses distances.

Ces premiers exercices ont une grande importance au point de vue du diagnostic de la forme de l'ataxie et du traitement à diriger. La difficulté plus ou moins grande qu'éprouve le malade à exécuter tel ou tel de ces mouvements indique les défauts auxquels il y a lieu de remédier et les parties des exercices sur lesquelles il convient d'insister.

Le médecin exécutera d'abord devant le malade tous les exercices en les décomposant, pour que celui-ci puisse s'en rendre compte et comprendre ce qu'il doit faire ; ce procédé de l'exemple réveille des images motrices.

Afin de tenir constamment éveillée l'attention il faudra varier la longueur des pas dans un même exercice (deux demi-pas suivis de quatre quarts de pas, etc.). On entremêlera de même les pas ouverts et les pas fermés.

Ces premiers exercices, dans lesquels le malade contrôlait par la vue les mouvements de ses jambes, seront répétés en l'obligeant à fixer des points en face de lui.

Pour corriger la difficulté que l'ataxique éprouve à entrer en action, on l'obligera à répondre immédiatement à un ordre. A cet effet, le médecin *comptera*, en espaçant plus ou moins les commandements, de façon à surprendre le malade. Ce procédé est préférable à l'usage du métronome dont les oscillations sont d'égale durée. On l'habituera pareillement à se mettre en marche dès qu'il quitte la position assise.

Pour lui apprendre à monter et à descendre un escalier, on se servira de quelques marches peu élevées construites dans ce but. Il devra, d'abord en s'appuyant sur la rampe, puis sans en faire usage, monter les degrés, en prenant équilibre d'abord sur le pied resté en arrière. Cela fait, il penchera le corps en avant, et, portant tout le poids du corps sur l'autre jambe, il élèvera le premier pied au niveau du second.

Inversement pour descendre, pliant un genou, il allongera l'autre jambe lentement jusqu'au contact de la marche inférieure, en retenant le poids du corps sur la jambe restée en arrière.

On arrive ensuite à des mouvements rendus plus compliqués par la flexion des différents segments des membres inférieurs ; ainsi, le genou étant plié et levé verticalement, le malade devra faire les pas en touchant le sol tantôt avec le talon, tantôt avec la pointe du pied ; ou bien le genou étant plié et la jambe ramenée en arrière, le malade devra la ramener en avant pour toucher le sol dans les deux positions qui viennent d'être indiquées; ou encore on le fera marcher en pliant les genoux.

Ces mêmes mouvements seront exécutés dans la marche de côté.

L'ataxique effectuera ces exercices non plus avec les mains à la ceinture, mais les bras croisés sur la poitrine ou sur le dos ; se penchera en avant, en arrière ou latéralement, les bras étant étendus dans les diverses positions pour changer les différentes conditions d'équilibre.

La marche à reculons sera entreprise par les mêmes procédés que la marche en avant, et on entremêlera la marche en arrière de la marche en avant.

Un autre exercice consiste à tracer sur le sol des lignes festonnées que le malade devra suivre pour s'habituer à changer de direction. Il le conduira à apprendre à tourner; pour faire ce mouvement, qui a lieu en plusieurs temps, l'ataxique, ayant les pieds peu écartés, tournera en s'appuyant à la fois sur le talon du côté où il doit se diriger et sur le bout de l'autre pied : une fois dans cette position, il rapprochera les talons et ce mouvement ayant été deux fois répété un demi-tour sera accompli. Ces divers exercices seront entremêlés.

Le malade sera dressé à s'arrêter brusquement, à rester immobile, à marcher sur une ligne étroite de 10 cm. de largeur, en plaçant les pieds l'un devant l'autre et plus ou moins rapprochés jusqu'à se toucher.

On fera marcher plusieurs malades ensemble, ou l'on sèmera des obstacles sur le chemin, pour les habituer aux conditions ordinaires de la vie.

L'ataxique sera enfin exercé à exécuter différents travaux, lire un journal étant debout, sans voir ses pieds, à porter des objets plus ou moins lourds déplaçant le centre de gravité, à enjamber une chaise renversée.

3. — RÉÉDUCATION DES MOUVEMENTS DES MEMBRES SUPÉRIEURS

La pratique de la rééducation des mouvements de la main diffère de celle de la marche comme diffèrent entre eux les usages que nous faisons des membres supérieurs et inférieurs. Tandis que ces derniers président à un acte automatique, la marche, les premiers sont surtout des agents des mouvements intentionnels ; ceux-ci, plus délicats, correspondent à la contraction d'un grand nombre de groupes de muscles dont les actions se combinent entre elles de façons les plus variées ; il faudra obtenir pour les mouvements des bras une précision plus grande.

Les mouvements simples consistant à toucher un point quelconque du corps ou un but voisin ne peuvent suffire dans la majeure partie des cas ; aussi le médecin devra-t'il s'aider de divers appareils.

Frenkel, Golscheider, Jacob en ont imaginé plusieurs dont la description a été donnée dans diverses publications ; ils sont destinés à obliger le malade à accomplir les différents mouvements coordonnés, simples et composés. C'est ainsi qu'au moyen d'une planche de bois dans laquelle sont symétriquement creusées de petites cupules, le malade doit s'exercer, avec le doigt ou la pointe d'un objet, à arriver dans une de ces cupules et à y demeurer plus ou moins longtemps immobile en exerçant plus ou moins de pression ; le même mouvement sera répété dans diverses positions des segments du bras, en élevant plus ou moins la main au-dessus de la table, avec plus ou moins de rapidité.

En remplaçant cet appareil par une autre planche percée de trous, le malade s'exercera, au moyen de fiches, à des mouvements analogues auxquels se joindront ceux d'enfoncement et d'arrachement.

Ces exercices seront exécutés avec les deux mains et en suivant les directions diverses des lignes, verticalement, horizontalement, en diagonale, en inclinant plus ou moins l'appareil qui sera placé, à cet effet, sur un chevalet ; on les fera faire aussi au commandement.

Le trouble de la direction des mouvements sera corrigé en faisant suivre au moyen d'un crayon une arête vive de deux plans d'un prisme de bois. Au début, on pourra rendre ce mouvement plus facile au moyen d'une rainure.

Les mouvements coordonnés composés seront réappris au moyen d'un appareil, formé de pendules plus ou moins longs, à boules plus ou moins grosses, que le malade cherchera à saisir aux termes extrêmes de la course à des vitesses plus ou moins grandes.

L'exercice de l'écriture consistera à faire tracer divers signes géométriques ou des lettres.

Le malade se servira d'abord d'un crayon assez gros pour être tenu très aisément; plus tard, lorsque les mouvements seront améliorés, et qu'il n'y aura plus crainte de crever le papier et de briser la pointe, on lui fera prendre des crayons plus fins, puis la plume.

Après quelques lignes tracées à main levée ou au moyen d'une règle, nous avons fait reproduire à nos malades des dessins d'exécution simple auxquels ils paraissaient s'expliquer plus volontiers.

Ainsi que nous l'avons dit déjà, FRENKEL recommande l'usage de quelques appareils pour corriger l'ataxie de la main, dont les mouvements demandent une grande précision.

En ce qui concerne les membres inférieurs, il n'emploie pour ainsi dire qu'un escalier artificiel et une sorte de plateforme en croix destinée à l'exercice debout et au repos. Le malade, s'appuyant sur deux rampes, cherche à poser exactement chaque pied dans des cases numérotées, plus ou moins éloignées de lui ; plus tard, on lui fait exécuter ces exercices au commandement.

JACOB, EULENBURG se sont servis d'autres appareils, mais c'est GOLSCHEIDER qui a surtout fait connaître une technique compliquée par l'emploi d'un grand nombre d'instruments : c'est d'abord une sorte de chariot qui permet au malade, maintenu verticalement, de s'exercer sans crainte à la progression, ce sont ensuite des barres parallèles entre lesquelles il évolue ayant constamment un soutien. Entre les barres, GOLSCHEIDER place un certain nombre de planches verticales, servant à obliger le patient à lever les pieds.

Nous estimons qu'il faut éviter pour la rééducation des mouvements de la marche ces appareils compliqués ; trop de difficultés font perdre courage au malade. L'absence de soutien fixe le force en outre à mieux chercher son équilibre ; un aide attentif se plie beaucoup mieux aux circonstances qui peuvent surgir. Le malade s'aperçoit plus vite dans ces conditions qu'il peut arriver à se tenir et à marcher de lui-même et l'on corrige en même temps la tendance mauvaise qu'il a de s'attacher aux objets à sa portée.

De même nous n'avons pas, durant les exercices, laissé les malades se soutenir avec des cannes, celles-ci doivent servir à l'ataxique pour la marche ordinaire ; mais dans les exercices compliqués, l'appui peut n'être pas suffisant et une chute fait perdre au malade la confiance dans ce soutien habituel.

Dans nos rééducations nous avons, selon les indications, imaginé des mouvements remplaçant ceux que l'on peut exécuter dans ces appareils en employant des objets usuels, en faisant, par exemple, toucher les différents barreaux d'une chaise avec le pied ; pour les mouvements de la main en obligeant les malades à compter et à ranger dans un certain ordre des jetons ou des pièces de monnaie de modules variés, à manœuvrer les pions d'un jeu de solitaire, à faire des constructions avec des solides, des cartes, à tracer des lignes avec une règle. Ces divers exercices habituent les deux mains à des mouvements différents qu'il faut combiner.

En outre des exercices généraux, que faisaient en commun nos malades, nous insistions, pour chacun en particulier, sur des mouvements appropriés au degré et à la forme de leur ataxie.

Ainsi Coud..., qui ne pouvait plus se lever seule a été exercée à marcher les genoux pliés, à s'asseoir et à se relever avec aide d'abord, puis seule. P... fléchissait brusquement les jambes, se levait comme un ressort et s'appuyait principalement sur l'ovoïde antérieur du pied; on lui a appliqué les exercices précédents et multiplié les occasions de se lever et de s'asseoir.

R... marchait les pieds écartés, formant un angle très ouvert; elle a été corrigée par la marche sur une bande étroite.

Pour B... qui lançait brusquement les jambes en avant, on a fait exécuter surtout de grands mouvements avec lenteur et régularité.

Boit...., ne pouvait se tenir debout sans s'accrocher aux objets voisins ; on est arrivé à la faire rester droite et se maintenir en équilibre en la soutenant d'abord sous chaque bras, puis sous un seul, et plus tard en la touchant seulement avec la main.

Caub.. se refusait à lever les pieds et à marcher si elle ne regardait pas ses jambes. On a réussi à rétablir la marche en l'astreignant à porter au cou un écran qui l'empêchait de voir ses membres inférieurs.

CHAPITRE VI

Résultats de la méthode. Conditions favorables et défavorables. Médications connexes.

1. — RÉSULTATS DE LA MÉTHODE

Tous les médecins qui se sont occupés de la rééducation attestent les bénéfices que certains ataxiques ont tirés de ces exercices. Ainsi, HIRSCHBERG (1) rapporte deux observations de malades chez lesquels l'ataxie a presque totalement disparu.

BECHTEREW (de Saint-Pétersbourg) a expérimenté la méthode dans son service avec succès ; les résultats, publiés par OSTANKOW (2), sont les suivants : amélioration de l'ataxie relèvement de la face musculaire des extrémités, heureuse influence sur l'état psychique, rétablissement du sens musculaire, amélioration du signe de ROMBERG.

Pour KALININE (3) le traitement n'a aucune influence sur le sens de l'espace et sur la sensibilité cutanée, mais il a un heureux effet sur le sens de l'équilibre et il améliore l'ataxie.

EULENBURG et ULRICH de Brème ont obtenu, le premier 2 succès sur 6 cas, le second deux succès sur 4 malades traités.

(1) HIRSCHBERG, *Bullet. de Thérapeut.*, 66 : 30 janv. 1893.

(2) OSTANKOW, la Méthode Frenkel dans le traitement du Tabes (*Mess. neur.*, de Bechterew, 1894.

(3) KALININE, A propos de quelques tabétiques traités par le procédé de Frenkel. *Obozrenie Psychiatrii Neurologii experiment. Psychologii*, 1896, déc. 908. — *Press. Méd.*, 26 mai 1897.

M. le professeur RAYMOND rapporte une statistique de FRENKEL :

Amélioration............	23
Résultats négatifs.........	5
Aggravation.............	2

Il ajoute quatre observations de son service et quatre de sa clientèle privée ; ses huit malades ont éprouvé une amélioration manifeste, quoique à des degrés divers, de leur ataxie.

Nous avons appliqué la méthode aux huit tabétiques dont nous avons rapporté plus haut l'observation; ces divers malades avaient, comme on a pu le voir, des degrés d'ataxie différents par suite de l'âge, de la constitution physique, de l'état psychique de ces malades, ainsi que de la forme, de la durée et de l'évolution de la maladie. Les progrès ont été rapides pendant les cinq ou six premières semaines, les malades sont arrivées rapidement à marcher seules en regardant leurs pieds ; les progrès ont ensuite été plus lents parce qu'ayant plus d'assurance elles prêtaient moins d'attention. C'est ainsi que quatre d'entre elles P., R., C., B., dont l'éducation a débuté le 14 décembre 1898 marchaient seules le 31 janvier et faisaient presque sans hésitation les mouvements les plus compliqués ; elles venaient seules aux exercices, à travers les cours de la Salpêtrière en s'aidant seulement d'une canne.

Boit..., après vingt jours, put se tenir debout et exécuter les mouvements avec assez de régularité. Caub..., arrivée le 15 janvier, a marché bientôt sans aide, mais chez elle les mouvements compliqués étaient difficiles à réaliser parce qu'elle craignait continuellement de tomber. Chez P... le phénomène de dérobement des jambes a disparu en une dizaine de jours et la malade a marché sans hésitation. Pour S..., qui n'a pu que faire des exercices au lit, la coordination des mouvements a été rappelée, et la malade était arrivée à se lever facilement auprès de son lit. D..., qui présentait une ataxie très prononcée de la main, a pu, après deux mois, écrire couramment une lettre.

Qelle est la durée des résultats ainsi obtenus? Sur ce point, les auteurs sont peu explicites. Les malades sur lesquels nous avons étudié la méthode ne peuvent nous éclairer d'une façon complète ; il semble, d'après les données de la physiologie, que, dans les tabes arrêtés, l'ataxie une fois corrigée doit subsister. Des exercices quotidiens, que le malade peut exécuter seul, doivent parer à une évolution lente de son affection. Dans les cas où, après un long intervalle sans exercices, des modifications nouvelles des troubles sensitifs se sont produites, la rééducation des mouvements a lieu avec une beaucoup plus grande facilité, comme nous avons pu le constater chez deux malades, C..., B..., qui avaient été l'objet d'un traitement analogue antérieur.

Nous insisterons aussi sur le fait suivant que nous avons constaté nous-même : la réapparition de la sensibilité profonde en des points où elle avait totalement disparu. Il parait être susceptible de la même interprétation que certains phénomènes de paresthésie et résulter de la suppléance des diverses sensibilités, ainsi que d'associations d'idées d'autant plus délicates que le malade est plus intelligent, un petit nombre d'impressions suffisant pour faire percevoir ce qui lui échappait avant les exercices de la rééducation.

2. — CONDITIONS FAVORABLES ET DÉFAVORABLES

Il n'existe pas, à proprement parler, d'indications et de contre-indications de ce traitement; il y a seulement des conditions plus ou moins favorables. Les conditions favorables, sinon nécessaires, se trouvent dans l'intégrité plus ou moins parfaite des différents éléments de la coordination des mouvements : ainsi, moins les troubles des sensibilités superficielle et profonde sont accusés, plus les sens spéciaux fonctionnent régulièrement et plus la rééducation est aisée, la suppléance des diverses sensibilités s'établissant plus facilement. Plus le malade est intelligent, attentif et patient, et mieux s'opéreront les opérations cérébrales de la coordination. Enfin, le degré de conservation de la force musculaire, de la tonicité et de l'état trophique des muscles n'est pas de peu d'importance parmi les facteurs qui favorisent l'exercice de la méthode.

Au contraire, des troubles étendus et profonds de la sensibilité, anesthésie très prononcée, amblyopie, amaurose; les associations de la neurasthénie et de la paralysie générale, l'atrophie et l'hypotonie musculaire, des troubles trophiques des os et des articulations sont souvent des obstacles irrémédiables à l'application du traitement.

Des troubles de la circulation indiquant une lésion médullaire avancée et les états cachectiques seront souvent de véritables contre-indications. Dans le premier cas, des accidents de syncope peuvent être à redouter ; dans le deuxième cas, il est nuisible d'ajouter, par une fatigue nouvelle, aux mauvaises conditions de l'état général. Le médecin devra se borner alors à quelques exercices simples, destinés à préparer un traitement ultérieur, régulier s'il est possible.

Il est évident que les cas les plus favorables sont ceux de tabes arrêté ou à évolution lente ; dans les tabes où l'incoordination s'accentue rapidement, malgré l'amélioration du symptôme, on reste en retard sur la progression rapide des troubles ataxiques, et le résultat est nul.

3. — MÉDICATIONS CONNEXES

La rééducation n'est qu'un traitement symptomatique, elle vient prendre place à côté des autres moyens thérapeutiques qui constituent la mesure dans laquelle le médecin peut remédier aux lésions destructives et cicatricielles du tabes, c'est dire qu'elle n'en exclut aucun, et, au contraire, elle s'aide de leurs effets. D'une part le traitement ioduré avec son caractère général, d'autre part les médications dirigées contre les manifestations douloureuses, les troubles de la vue et des fonctions génito-urinaires sont tout à fait propres à augmenter les conditions favorables et à atténuer les mauvaises. C'est ainsi que les analgésiques, les révulsifs, l'hydrothérapie, le massage et l'électricité ne devront pas être négligés. Enfin, la méthode d'élongation de la moelle, introduite en France sous les auspices du professeur Raymond et parvenue à un haut degré de perfectionnement, grâce à l'appareil de MM. Gilles de la Tourette et Chipault, doit être le plus souvent appliquée corrélativement avec les exercices méthodiques de la rééducation. Son efficacité sur l'ensemble des manifestations du tabes sera d'un grand secours (1).

Pour nos malades le traitement a été combiné de façons variables suivant le degré de l'ataxie et l'état général: chez P... et Caud., l'hydrothérapie a été pratiquée de la manière suivante : la malade étant debout dans un demi-bain on lui a fait, trois fois par semaine, des affusions sur les jambes avec de l'eau à 26° d'abord, abaissant ensuite la température jusqu'à 20°. En même temps ces malades ont été envoyées à l'élongation.

Pour B... un massage quotidien a précédé les exercices.

Caub. et Boit. ont reçu chaque matin une douche tiède.

S... et R... étaient massées chaque jour après les exercices; on passait ensuite rapidement sur les membres inférieurs le pinceau faradique. Dem., atteinte d'atrophie musculaire, était envoyée trois fois par semaine dans le service de M. Huet, qui pratiquait sur elle l'électrisation méthodique par les courants galvaniques et faradiques.

Il ne faut pas oublier, non plus, que l'intensité d'un grand nombre des symptômes du tabes dépend de l'action psychique, et même, d'après M. Raymond, cette intensité est dominée par elle ; les tabétiques sont, en effet, le plus souvent des neurasthéniques ; chez d'autres l'hystérie vient s'associer à l'ataxie. L'exercice d'un traitement bien conduit de rééducation est souvent un modificateur puissant de ces états, en raison des progrès rapides qui se déclarent au début, progrès qui déterminent une dimi-

(1) On trouvera ces indications thérapeutiques du tabes, complètement exposées, dans le *Traité des maladies du système nerveux* (Sclérose systématique de la moelle, p. 251) de M. Raymond et dans le *Traité de thérapeutique des maladies du système nerveux* de M. Gilles de la Tourette, p. 451.

nution, souvent très marquée, des idées obsédantes et des différentes phobies. Cette diminution, à son tour, ne contribue pas faiblement à entretenir, à accentuer même les bons effets de la méthode de rééducation, et vient en aide au traitement curateur.

Le médecin doit donc s'ingénier à combiner l'action thérapeutique et l'action psychique pour venir à l'encontre du découragement qui, le plus souvent, limite et même compromet les effets heureux de la rééducation.

Il doit se pénétrer des conseils de Möbius à ses malades : « Votre maladie est une affection chronique du système nerveux qui n'est pas incurable ; aussi, avec une bonne hygiène et des soins, vous pourrez vivre longtemps en travaillant. »

RÉSUMÉ ET CONCLUSIONS

1° L'ataxie est un trouble des mouvements caractérisé par une altération plus ou moins grande de la coordination motrice, contrastant avec l'intégrité de la force dynamométrique des muscles.

2° Dans l'état physiologique, tout mouvement volontaire, le plus simple en apparence, est un acte complexe ; l'association de la conscience et de la volonté est nécessaire pour qu'il se produise.

A côté des mouvements volontaires, il en est d'autres dans l'exécution desquels la volonté semble n'avoir aucune part : ce sont les mouvements automatiques ; en réalité, ils ne sont que le résultat de l'exercice et de l'habitude.

3° Description et évolution des troubles de l'ataxie ; elle est habituellement lente, elle ne rétrocède jamais, elle se montre aux degrés les plus divers. D'après M. Raymond, dans les cas graves, l'hérédité nerveuse est très lourde, ou bien d'autres facteurs héréditaires ou personnels interviennent, comme l'alcoolisme, le diabète, la goutte, etc.

4° L'incoordination est le fait de la non-réalisation des qualités requises pour l'exécution normale des mouvements ; elle se trahit par des mouvements irréguliers ; les muscles qui concourent à leur exécution se contractent trop brusquement, ou trop énergiquement, ou trop tôt ou trop longtemps par suite d'une distribution défectueuse de l'influx nerveux que déchargent sur les muscles les centres corticaux de la volonté.

La pathogénie de l'incoordination est un des chapitres les plus riches du tabes ; M. Raymond a analysé et discuté dans son ouvrage sur les maladies du système nerveux les diverses théories proposées ; nous n'en donnons qu'un bref résumé ;

5° Des différents phénomènes dont l'ensemble constitue la coordination, une partie seulement est susceptible pour le médecin d'un contrôle objectif, ce sont les troubles de la sensibilité sur l'étude desquels nous avons voulu insister.

Ils se manifestent sous les aspects les plus divers.

On est encore très mal éclairé sur le point de savoir à quelle période de la maladie les troubles se montrent ; sur leur siège d'élection, sur leur mode de distribution on trouve les assertions les plus contradictoires.

6° Nous montrons ensuite toutes les difficultés que présente l'étude des troubles objectifs de la sensibilité chez les tabétiques, toutes les erreurs auxquelles on est exposé, les moyens que nous avons employés dans nos expériences pour échapper à ces erreurs et vaincre ces difficultés.

7° On trouvera ensuite un historique critique des travaux publiés sur les troubles de la sensibilité superficielle par de nombreux savants : Topinard, Duchenne (de Boulogne), Erb, P. Oulmont, O. Berger (de Breslau), Fischer, Stern, Leyden, Binswanger, Laer, Patrick Hitzig et Marinesco ; puis des considérations sur les troubles de la sensibilité profonde.

Chez tous les tabétiques que nous avons examinés les

troubles des sensibilités superficielle et profonde se sont montrés constamment et à des degrés divers.

8° Nos observations ont porté sur huit malades du service de M. Raymond. Nous sommes loin de penser être arrivé, par notre contingent d'observations personnelles, à mettre la dernière main à un chapitre encombré par tant d'opinions contradictoires, mais nous avons l'espoir de contribuer à établir sur des preuves positives certaines notions qui attribuent aux anesthésies et hyperesthésies du tabes des caractères tout à fait particuliers.

Pour donner plus de clarté à l'exposé de nos résultats, nous avons établi quelques figures schématiques ; un simple coup d'œil jeté sur celles-ci permet d'apprécier le caractère des troubles superficiels : polymorphisme, dissociation, disposition segmentaire. La lecture des observations fait constater l'étendue des troubles sensitifs profonds et le degré d'ataxie.

9° Si les troubles des fonctions encéphaliques qui président à la coordination échappent à toute influence modificatrice directe, il est rationnel d'admettre que le médecin peut, dans une certaine mesure, avoir prise sur ce symptôme *ataxie* par des moyens indirects s'adressant aux notions sensibles préalables que doit posséder la conscience et sur lesquelles nous avons insisté.

Arrivant au traitement de l'ataxie, nous envisageons en quoi les méthodes de rééducation sont susceptibles d'une explication physiologique ; puis nous abordons l'exposé des méthodes connues et nous arrivons à la technique de la rééducation, envisagée d'abord d'une façon générale, puis dans ses détails :

Rééducation de la marche ;

Rééducation des mouvements de la main.

On trouvera dans ce chapitre la description des appareils dont on se sert, celle des divers exercices auxquels nos malades ont été soumis et nous montrons par des exemples la nécessité d'individualiser le traitement.

10° Nous donnons les résultats obtenus par ceux qui nous ont précédé, et les nôtres, en insistant sur la durée des résultats heureux et sur les conditions favorables et défavorables.

11° La rééducation n'est qu'un traitement symptômatique; elle vient prendre place à côté des autres moyens thérapeutiques qui constituent la mesure dans laquelle le médecin peut remédier aux lésions du tabes ; elle n'exclut aucun d'eux et bénéficie de leurs effets.

Les résultats obtenus par l'ensemble des diverses médications utilisées aujourd'hui éclaire le sombre tableau clinique du tabes ; parmi celles-ci la rééducation a l'heureux effet de combattre l'ataxie, c'est-à-dire l'un des plus pénibles symptômes de la maladie.

FIN

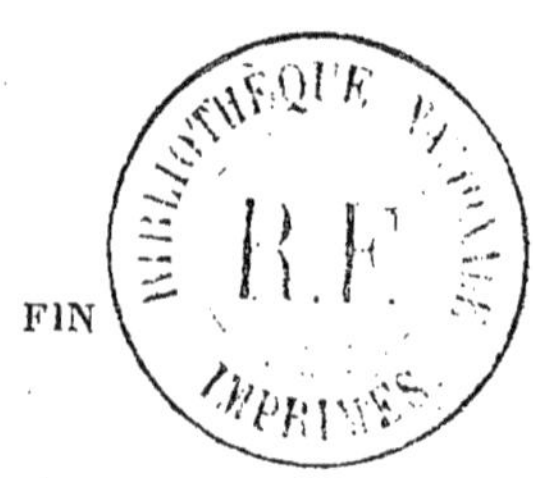

Poitiers. — Imp. BLAIS et ROY, 7, rue Victor-Hugo.

www.ingramcontent.com/pod-product-compliance
Ingram Content Group UK Ltd.
Pitfield, Milton Keynes, MK11 3LW, UK
UKHW020337230726
13925UKWH00002B/831